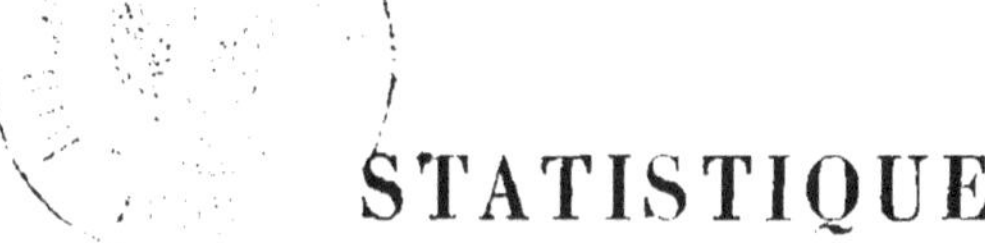

STATISTIQUE

DES AVEUGLES

PARIS. — IMPRIMERIE RENOU ET MAULDE, RUE DE RIVOLI, 144.

STATISTIQUE

DES

AVEUGLES

(MÉMOIRE PRÉSENTÉ A L'ACADÉMIE DES SCIENCES)

PAR LE Dr

A. BLANCHET

Médecin en chef de l'Institution Impériale des Sourds-Muets, Officier de la Légion d'honneur, etc.

PARIS

LIBRAIRIE DE L. HACHETTE ET Cie

BOULEVART SAINT-GERMAIN, 77

1866

STATISTIQUE DES AVEUGLES

CHAPITRE Ier

CONSIDÉRATIONS GÉNÉRALES

La statistique est devenue un des instruments les plus utiles du progrès social, dans l'ordre économique et même dans l'ordre moral. Il n'est, peut-être pas une question d'intérêt public qu'on puisse étudier à fond sans son secours. Mais, bien que cette science ait sa racine dans une simple opération d'arithmétique, il ne suffit pas toujours de savoir compter, pour en recueillir les éléments. Appliquée à de certaines matières, la statistique exige, dès le début, des agents éclairés, ayant du moins les connaissances spéciales qu'il faut, non pour dénombrer, mais pour discerner et classer les êtres et les choses qui sont l'objet du dénombrement. Si, par hasard, ces connaissances ont fait défaut au recenseur, les tables qu'il dresse ne peuvent être qu'inexactes, et tous les calculs qu'on essayera de faire d'après ces tables seront, en quelque sorte, viciés dans leur source.

C'est ce qui est arrivé dans l'espèce qui nous occupe. L'Administration supérieure, animée d'ailleurs des intentions les plus louables, a enjoint aux employés municipaux, chargés du recensement général de la population, de constater en même temps le nombre des Aveugles, et, chose plus délicate, d'établir entre eux des catégories fondées sur l'origine réelle ou présumée de la cécité. Le résultat de ce travail montre à la fois la bonne volonté et l'incompétence de ceux qui l'ont accompli. Veut-on chercher, dans les tableaux administratifs, le nombre total des Aveugles de l'Empire? On compare entre eux les deux derniers recensements, et l'on voit qu'ils présentent des différences numériques tellement extraordinaires, qu'il est impossible de ne pas accuser d'erreur l'un ou l'autre recensement.

En 1856, l'Administration avait compté, en France, 38,413 Aveugles; en 1861, elle n'en a compté que 30,780. La différence entre les deux recensements est de 7,633, c'est-à-dire d'environ un cinquième; et si, dans le recensement de 1861, on ne comprend que les 86 départements anciens, sans tenir compte de la Haute-Savoie, de la Savoie, des Alpes Maritimes, le nombre des Aveugles n'est plus que de 30,041, et présente une diminution de 8,372 sur le recensement de 1856. Est-ce que cela est possible ?

On pourrait admettre, à la rigueur, que le nombre des Aveugles eût diminué, en cinq ans, de quelques centaines, et l'on aimerait attribuer cet heureux résultat aux progrès de l'hygiène et de la médecine ; mais une diminution moyenne de douze ou treize cents Aveugles par an, cela n'est guère croyable. Les perfectionnements de la science, les mesures apportées par l'Administration n'expliqueraient pas suffisamment ce phénomène ; il faudrait supposer une émigration d'Aveugles, ce qui ne serait pas moins invraisemblable. Dans vingt-cinq ans, si la diminution continuait dans la même proportion, il ne resterait plus en France un seul Aveugle; car, à moins qu'il ne soit survenu, à notre insu, une épidémie d'Aveugles, qui en ait enlevé un cinquième en cinq ans, une extinction si rapide ferait croire que les vides annuels causés par la mort dans les rangs de ces infortunés n'ont pas été comblés, et que les causes et influences diverses qui engendrent la cécité ont été vaincues ou ont miraculeusement cessé d'agir dans l'intervalle de 1856 à 1861.

Le fait serait d'autant plus surprenant que, dans ce même intervalle, la population générale de la France s'est accrue de celle de trois nouveaux départements. Ainsi le nombre des Aveugles aurait été s'abaissant, d'année en année, à mesure que le chiffre de la population s'élevait, et cet abaissement aurait subi une loi de progression incomparablement plus rapide que celle qui a présidé, avec l'aide des annexions, à l'accroissement du nombre total des habitants.

Tout cela ne soutient pas l'examen.

Il est évident que l'Administration s'est trompée en 1856 ou en 1861.

Des deux documents qu'elle produit, quel est donc celui qui se rapproche le plus de la vérité? Pour nous, on n'en saurait douter, le chiffre approximatif le plus vrai est celui de 1856. Nous disons qu'il est le plus vrai, parce qu'il ne s'éloigne pas beaucoup des résultats obtenus par le recensement de 1851, et que pour accorder plus de faveur au tableau de 1861, il faudrait supposer que l'Administration s'est trompée deux fois, en 1851 et en 1856. Cela n'est pas probable, car, dans un pareil dénombrement, il est toujours facile de se tromper par omission, c'est-à-dire en oubliant d'interroger les familles ou les communes sur le nombre d'Aveugles qu'elles renferment, mais on ne conçoit pas l'erreur contraire ; on ne conçoit pas qu'une telle enquête, faite par des gens raisonnables, les amène à constater sur leurs registres, dans un département ou une commune quelconque, la présence d'Aveugles qui n'y sont pas. L'imagination ne joue ici aucun rôle et la fraude ne se suppose pas là où elle serait absolument sans mobile (1).

Ces observations nous autorisent à penser que le recensement de 1861 est, en ce qui concerne les Aveugles, complétement défectueux ; il nous parait l'être dans le détail autant que dans l'ensemble. Ainsi, l'Administration ayant voulu, comme on l'a dit, décomposer le chiffre de la population aveugle de manière à découvrir en elle des éléments divers, a ordonné aux recenseurs de spécifier les causes de la cécité, ou du moins de distinguer entre les Aveugles ceux qu'on appelle, et fort improprement pour l'ordinaire, *Aveugles-nés*, de ceux dont la cécité tardive provient de maladies ou de blessures, et enfin ceux qu'on serait inhabile à classer dans l'une ou l'autre catégorie.

Or, en 1856, l'Administration compte 7,334 Aveugles, dits de naissance, et, en 1861, elle n'en trouve plus que 4,666, voilà donc encore en cinq ans une différence numérique tout à fait inexplicable.

(1) Voici cependant un fait admissible : un individu pauvre atteint de faiblesse de la vue a pu se déclarer Aveugle pour augmenter ses droits à l'assistance ou à une entrée dans un hospice.

La nature est plus uniforme dans sa marche et ne va pas ainsi par sauts et par bonds. Si l'on admet qu'elle enfante annuellement un certain nombre d'Aveugles, il doit y avoir une moyenne dans cette production même anormale, et si cette moyenne a dépassé 7,000 dans une période de cinq ans, comme l'indique le recensement de 1856, elle ne saurait, dans la période quinquennale suivante, avoir baissé, sans cause appréciable, de près de 3,000.

Quant aux Aveugles dits de naissance, les renseignements fournis par le recensement de 1861, quoique inexacts, se rapprochent cependant plus de la vérité que ceux du recensement de 1856.

En effet, la cécité congéniale est, comme nous le démontrerons dans notre dernier chapitre, un phénomène excessivement rare ; on peut douter, avec les réserves que nous avons établies, qu'il s'en présente en moyenne plusieurs cas dans l'année. On a donc confondu, dans les deux recensements, les Aveugles dont la cécité est survenue dans le berceau, avec ceux dont l'infirmité remonterait à la vie intra-utérine. Mais, en 1856, on aura compté pour Aveugles-nés tous ceux qui avaient perdu la vue dans la première et même dans la seconde année de leur enfance; en 1861, on aura séparé de ces prétendus Aveugles-nés tous ceux qui, d'après leur déclaration ou celle des parents, avaient joui plus ou moins longtemps de la clarté du ciel, et on les aura rangés parmi les Aveugles devenus tels par suite de maladies, blessures ou accidents.

Le dernier recensement, tout en amoindrissant le nombre

total des Aveugles-nés, ne laisse pas cependant d'en exagérer encore de beaucoup le nombre.

Les tableaux des recensements de 1856 et 1861 sont erronés sur ce point comme sur plusieurs autres, mais relativement au nombre des Aveugles-nés le plus suspect des deux n'est pas le dernier.

La comparaison de ces tableaux donne lieu à d'autres remarques qu'on ne saurait passer sous silence. On y a classé les Aveugles par département, et voici l'étrange résultat auquel on arrive, en rapprochant les classifications des deux périodes quinquennales qui nous occupent.

Plusieurs départements, notamment le Gers, la Drôme, le Finistère, les Bouches-du-Rhône, l'Isère, les Deux-Sèvres, ont, en 1861, la moitié moins d'Aveugles qu'en 1856. La moitié, c'est beaucoup, puisque la diminution générale ne serait que d'un cinquième.

Où donc a passé le surplus? Dans le département de la Seine, peut-être, ce grand réceptacle de toutes les misères humaines. Voilà l'idée qui d'abord se présente à l'esprit; mais point du tout! Dans le département de la Seine, le nombre des Aveugles est, en 1861, beaucoup moindre qu'en 1856. Les Aveugles ont donc déserté Paris? Soit. Se seraient-ils, par hasard, réfugiés dans les départements agricoles? Il est facile de s'assurer que la plupart de ces départements ont, au contraire, perdu un grand nombre des leurs.

Mais cela n'est rien auprès du département de la Vendée. En 1861, il y avait dans la Vendée, d'après les calculs de l'Administration, cinq fois moins d'Aveugles qu'en 1856.

De telles fluctuations, dans cette partie généralement sédentaire de la population, ne sauraient avoir lieu en si peu de temps, sans une cause profonde, appréciable et en quelque sorte tangible, soit la mortalité, soit l'exil.

Aucune de ces causes n'apparaissant ici, la perturbation signalée devient plus que douteuse, et la conclusion la plus certaine qu'on puisse tirer de ces comparaisons, c'est l'insuffisance manifeste des agents jusqu'ici préposés au recensement des Aveugles. Ces agents sont en cela fort excusables. Ils n'ont pas, nous l'avons déjà dit, les connaissances spéciales qu'exigerait l'inventaire de la population infirme, et l'on conçoit que leur attention se détourne aisément d'un travail dont ils ne sauraient même apprécier l'utilité. En supposant qu'ils fussent parvenus à un dénombrement exact des Aveugles, ce résultat brut, pris en lui-même, serait sans lumière pour la science.

L'Administration l'a bien compris, puisqu'elle a demandé aux commissaires recenseurs une espèce de classification entre les Aveugles dits de naissance et les autres. Mais dans cette voie d'analyse, plus on y entrera, plus éclatera l'incompétence des employés municipaux.

A quoi reconnaîtront-ils la nature et l'origine de la cécité? On ne peut pas même, sur ce point, s'en rapporter au témoignage des sujets ou de leur entourage.

Ce témoignage n'est pour le médecin qu'un des éléments de l'information. Et, après tout, les recenseurs eussent-ils fait le relevé exact des Aveugles dits de naissance, cela pourrait intéresser, sans doute, la curiosité des savants que tout intéresse, mais cela ne jetterait aucun jour sur les causes locales ou particulières qui engendrent la cécité après la naissance, ni par conséquent sur les moyens d'y remédier. Or, ce devrait être le but principal de toute recherche statistique sur les Aveugles.

Voilà pourquoi nous avions, il y a déjà plusieurs années, exprimé le vœu que l'autorité adjoignît *en chaque canton un médecin à la Commission du recensement* (1).

Ce commissaire adjoint n'aurait à s'occuper que du recensement de la population infirme : idiots, Sourds-Muets, Aveugles, etc., et n'agissant que dans un milieu déjà connu de lui, n'ayant à constater que des faits morbides ou du moins étroitement liés à l'objet constant de ses études et à sa pratique professionnelle, il apporterait dans ce travail une sagacité et une expérience qu'on ne saurait demander avec justice aux autres délégués de l'Administration. Il ne prendrait pas pour un Aveugle-né celui qui aurait perdu la vue plusieurs mois ou plusieurs années après sa naissance. Il voudrait savoir et noter à quel âge et dans quelles circonstances la cécité est survenue ; si la maladie qui l'a engendrée tenait à un vice de constitution personnel ou héréditaire, ou si elle n'avait été d'abord occasionnée, puis aggravée, que par la malpropreté habituelle ou par l'ignorance et l'incurie des parents, ou si elle pouvait être imputée à des causes extérieures endémiques agissant dans un certain rayon aux alentours, au voisinage de la mer ou des marais, à une température humide

(1) *Des moyens de généraliser l'éducation des Aveugles sans les séparer de la famille et des Voyants.* Mémoires présentés à l'Académie des Sciences morales et politiques, 1844 et 1856.

et brumeuse, à l'altitude au-dessus du niveau de la mer, à l'exposition des habitations, à l'éclat des neiges, à la lumière trop intense dans des plaines *crayeuses* ou sablonneuses, ou à d'autres causes encore ; il ne trancherait pas ces graves questions, mais il noterait avec soin les circonstances climatériques ou topographiques de la localité qui sont de nature à pouvoir affecter la sensibilité de l'organe visuel. Ces observations pourraient être inscrites sur un registre spécial, exclusivement consacré à cette espèce d'enquête quinquennale sur la population infirme.

La publication de ces renseignements, pris à la fois sur toute la surface de l'Empire, serait extrêmement instructive ; elle deviendrait une source de comparaisons et de réflexions qui ne manqueraient pas de tourner en peu de temps au profit de l'humanité.

La population aveugle étant d'environ quarante mille, et la vie moyenne n'étant pas de quarante ans, on peut affirmer que plus de mille personnes par an perdent la vue et deviennent ainsi, au sein de la société, des membres invalides.

Ils ne sont pas seuls à souffrir de cet état ; la société en souffre elle-même, et sous tous les rapports, moralement et matériellement.

Nous ne pensons pas qu'une statistique, telle que nous la proposons, doive contribuer beaucoup au perfectionnement des moyens curatifs de la cécité ; mais il est incontestable qu'elle suggérera à la science des moyens préservatifs, en mettant en pleine clarté les circonstances ou les phénomènes sous l'influence desquels se produisent le plus généralement les maladies ophthalmiques, on assainira, dans la mesure du possible, les habitations insalubres, et, dans tous les cas, on répandra partout des notions hygiéniques, les unes générales et partout utiles, les autres plus en rapport avec les besoins variés des diverses contrées, des diverses localités. On verra alors diminuer, mais hélas! moins rapidement que sous la plume des recenseurs de 1861, le nombre des Aveugles, et surtout celui des Aveugles si improprement appelés, pour l'ordinaire, *Aveugles-nés*.

Sur les 7,334 Aveugles de cette catégorie que l'Administration comptait, en 1856, il n'est point téméraire d'affirmer que la moitié au moins eût pu être préservée par de simples précautions hygiéniques.

Nous ne parlons pas de ceux que des soins médicaux donnés en temps opportun eussent guéris après l'invasion de la maladie, mais de ceux que la maladie n'eût pas même visités.

Ne serait-ce rien que de pouvoir, en quarante ans, conserver à trois ou quatre mille enfants le bienfait de la vue? Ne serait-ce pas, en quelque sorte, donner annuellement à la société cent hommes valides, soldats, marins, agriculteurs, ouvriers libres, etc., au lieu d'êtres infirmes, mendiants ou pensionnaires onéreux de l'État et des communes, et cela, non pas une fois, mais à perpétuité.

Tel pourrait être cependant le résultat d'une statistique faite conformément aux principes que nous venons d'énoncer et que nous ne cesserons pas de recommander à l'attention du Pouvoir. Nous indiquons le résultat probable, par rapport à un seul genre d'infirmité, mais si la statistique embrassait, outre la cécité, le rachitisme, l'idiotisme, la surdité, la surdi-mutité, et portait sur toutes ces questions la même lumière, ce n'est pas seulement cent, c'est peut-être un millier de créatures humaines que l'on pourrait rendre annuellement ou plutôt conserver à la vie active.

Les statistiques imparfaites que l'Administration nous livre aujourd'hui ne sont pas malheureusement très-fécondes en renseignements utiles. Il ne faudrait pas néanmoins dédaigner ces documents ; c'est par de pareilles ébauches qu'a commencé la statistique criminelle qui est devenue la source d'excellentes réformes législatives, judiciaires et administratives ; c'est ainsi qu'a commencé aussi la statistique des écoles qui a tant contribué et contribue tous les jours davantage aux progrès de l'enseignement.

Il ne faut donc pas se décourager en présence des résultats encore incertains, vagues et obscurs que donnent des recensements faits sans méthode ; mais il faut, au contraire, essayer de dégager de cette ébauche les quelques lueurs qu'elle renferme. C'est le but que nous nous sommes proposé dans le travail suivant que nous avons cru devoir diviser en cinq parties :

La première partie contiendra les tableaux comparatifs du recensement des Aveugles, en 1851, en 1856 et en 1861, et les courtes réflexions que nous ont inspirées l'étude et la comparaison de ces tableaux. Nous y joindrons l'analyse des comptes-rendus annuels des opérations du recrutement, autre statistique partielle, à la vérité, qui n'embrasse que les hommes et seulement les hommes de vingt ans, mais qui, dans cette limite, donne des chiffres très-exacts, et peut ainsi servir jusqu'à un certain point de moyen de contrôle au recensement général qui est, comme on l'a dit, très-défectueux.

La deuxième partie contiendra les notions que nous avons pu nous procurer sur le nombre et la distribution de la population aveugle en divers États de l'Europe et de l'Amérique.

Il est à remarquer que le recensement n'étant pas fait dans ces divers pays avec plus d'exactitude qu'il ne l'est dans le nôtre, ne donne, comme chez nous, que des chiffres approximatifs; mais la comparaison de ces divers chiffres ne sera peut-être pas sans intérêt et sans quelque lumière.

La troisième partie établira le rapport des Aveugles suivant les sexes, en Europe.

La quatrième partie, s'appuyant sur les trois premières et les résumant, indiquera les causes diverses auxquelles on peut rapporter la cécité.

Enfin, la cinquième et dernière partie sera consacrée à l'examen d'une question très-grave, celle de la cécité congéniale.

Ce phénomène, excessivement rare, serait des plus communs s'il fallait s'en rapporter aux statistiques faites jusqu'à ce jour.

En prouvant, par des faits concluants, combien il est rare, nous aurons prouvé la nécessité de perfectionner la méthode du recensement, en appelant, dans les Commissions, des hommes compétents. Ce ne sera pas le résultat le moins utile de ce travail.

CHAPITRE II

STATISTIQUE DES AVEUGLES EN FRANCE

D'APRÈS LE RECENSEMENT DE 1851, 1856 ET 1861 (1), ET LES COMPTES-RENDUS DES OPÉRATIONS DU RECRUTEMENT DE 1851 A 1860.

§ Ier

STATISTIQUE DES AVEUGLES D'APRÈS LE RECENSEMENT

La statistique des Aveugles, en France, peut être basée, comme nous allons le voir, sur deux documents principaux :

1° Le dénombrement de la population, tel qu'il est donné tous les cinq ans, par le Ministère de l'Agriculture et du Commerce;

2° Les comptes-rendus annuels des opérations du recrutement, publiés par le Ministère de la Guerre.

C'est à ces deux sources que nous avons puisé, pour établir ce travail.

Le dernier dénombrement général de la population date de 1861.

(1) Les documents du recensement de 1861, que nous donnons conjointement avec ceux de 1851 et de 1856, et ceux de divers pays, n'ont paru qu'à la fin de 1864, et pendant le cours de l'année 1865; c'est le motif qui a retardé la publication de notre travail.

Comme ceux de 1851 et 1856, il donne pour chaque département :

1° Le nombre des Aveugles *dits* de *naissance* du sexe masculin et du sexe féminin ;

2° Le nombre des Aveugles des deux sexes devenus tels postérieurement à la naissance ;

3° Le nombre des Aveugles des deux sexes, pour lesquels la distinction précédente n'a pu être établie ;

4° Le chiffre total des Aveugles du sexe masculin et du sexe féminin.

Nous nous sommes déjà expliqué sur les *Aveugles de naissance*, désignation impropre, malheureusement adoptée par l'Administration pour caractériser des affections qui datent de la première enfance, et qui devrait être réservée aux cas très-rares de cécité congéniale.

Si nous laissons subsister *Aveugles de naissance* (au lieu du mot *naissance* on devrait dire bas âge) dans les tableaux que nous reproduisons c'est afin de ne pas modifier les titres des documents officiels.

Pour nous, les *Aveugles de naissance* seront ceux qui sont devenus Aveugles à une époque inconnue et par une cause indéterminée.

Les autres seront ceux qui ont été frappés de cécité par une cause et à une époque déterminées.

Le tableau suivant contient la répartition des Aveugles d'après les recensements de 1856 et de 1861, selon l'origine de leur infirmité.

(Le département de la Seine y figure à part.)

TABLEAU N° 1.

Statistique des Aveugles d'après les recensements de 1856 et de 1861.

DÉSIGNATION	Sexe masculin		Sexe féminin		Les deux sexes		Hommes pour 100 femmes		Répartition proportionnelle	
	1856	1861	1856	1861	1856	1861	1856	1861	1856	1861
Aveugles de naissance. .	2.771	2.481	2.030	1.905	(1) 4.801	(2) 4.386	136.50	130.20	13,03	14.49
Devenus tels postérieurement à la naissance.	12.433	13.976	10.265	10.863	22.698	24.839	121.12	128.60	61,59	82.04
Pour lesquels cette distinction n'a pas été établie	5.049	613	4.305	437	9.354	1.050	117.28	140.20	25.38	3,47
TOTAL. . . .	20.253	17.070	16.600	13.205	36,853	30.275	122,00	129.20	100	100
Département de la Seine. (Distinction non établie)	752	301	808	204	(3) 1.560	(4) 505	93.07	147.50	»	»
TOTAUX. . .	21.005	17.371	17.408	13.409	38.413	30.780	120.60	129.50	»	»

D'après ce tableau, on voit que les Aveugles *dits de naissance* sont beaucoup moins nombreux que ceux qui le sont devenus postérieurement; on voit également que le chiffre total du dernier recensement, comme nous l'avons déjà fait remarquer, est inférieur à ceux des recensements de 1851 et de 1856. En 1851, la proportion des Aveugles pour

(1) Le chiffre 4,801 n'indique que les Aveugles de naissance constatés, non compris ceux du département de la Seine pour 1856; voir pour le total page 28.

(2) Même remarque pour le chiffre 4,386; voir page 29.

(3) Le chiffre 1,560 représente la totalité des Aveugles du département de la Seine, et comprend les Aveugles des autres départements admis à l'Institution des Aveugles, aux Quinze-Vingts, à Bicêtre, à la Salpêtrière, etc.

(4) Le chiffre 505 ne comprend pas les Aveugles de ces divers établissements.

100,000 habitants était de 106 ; en 1856 elle était de 107, tandis qu'en 1861 elle n'est plus que de 82. Cette diminution considérable dans le chiffre du dernier recensement ne peut provenir que de la manière dont on a dressé les listes des infirmes, et non malheureusement de la diminution réelle des cas de cécité.

§ II

STATISTIQUE DES AVEUGLES D'APRÈS LE RECRUTEMENT MILITAIRE

Nous allons mettre en regard des tableaux du recensement ceux du recrutement militaire, et puiser dans ce rapprochement un moyen de contrôle.

C'est en 1819 que les comptes-rendus des opérations du recrutement ont été publiés pour la première fois, mais ces publications ont été très-incomplètes jusqu'en 1830.

A cette époque, l'Administration de la guerre a fourni des renseignements plus étendus ; mais elle a néanmoins toujours confondu dans les tableaux relatifs aux exemptions, des affections diverses qu'il eut été utile de spécifier. Ainsi toutes les maladies se rapportant au sens de la vue, hors la myopie, sont rangées par elle sous le nom d'affections des yeux. La surdité et la surdi-mutité sont égalcment confondues sous la même dénomination, n'indiquant qu'une altération de l'ouïe.

C'est seulement à dater du recrutement de 1851 que l'on a distingué les Aveugles en deux catégories : la première, renfermant les Aveugles *par maladies* confondus avec les Aveugles *de naissance;* la seconde, comprenant les Aveugles *par accidents ou blessures.*

Nous donnons dans le tableau suivant, les résultats par département fournis par neuf années de recrutement (de 1851 à 1860). On y trouvera :

1° Le rapport entre le nombre des examinés pendant ces neuf années et la population du département;

2° Le nombre total d'Aveugles de vingt à vingt et un ans, soit *dits de naissance* ou *par maladies,* soit ceux qui le sont devenus *par accidents* ou *blessures ;*

3° Les départements classés par numéros d'ordre selon le nombre d'Aveugles qu'ils contiennent ;

4° Le nombre des Aveugles de tout âge et de toute catégorie, d'après le recensement général de 1856.

TABLEAU N° 2.

STATISTIQUE DES AVEUGLES EN FRANCE

D'après les opérations du recrutement de 1851 à 1860 et la Statistique du Ministère du Commerce de 1856 et de 1861.

DÉPARTEMENTS	POPULATION du DÉPARTEMENT	AVEUGLES DE NAISSANCE OU PAR MALADIE. Individus au-dessous de 21 ans, suivant 9 années de recrutement, 1851-60.					AVEUGLES PAR BLESSURE OU ACCIDENT. Individus au-dessous de 21 ans, suivant 9 années de recrutement, 1851-60.				AVEUGLES DE NAISSANCE OU PAR MALADIE PAR BLESSURE OU ACCIDENT. Individus au-dessous de 21 ans, suivant 9 années de recrutement, 1851-60.				Aveugles de tout âge, selon le recensement général de 1856. (Voir tableau n° 5, pour 1861.)				
		Nombre des examinés pendant les 9 ans.	Nombre des aveugles constatés.	Nombre total proportionnel du département.	Aveugles sur 10,000 habitants.	Numéro du département.	Nombre des aveugles constatés.	Nombre total proportionnel du département.	Nombre sur 10,000 habitants.	Numéro du département.	Nombre des aveugles constatés.	Nombre total proportionnel du département.	Nombre sur 10,000 habitants.	Numéro du département.	Nombre du sexe masculin.	Nombre du sexe féminin.	Total pour les deux sexes.	Nombre sur 10,000 habitants.	Numéro du département.
Ain	370.919	20.244	10	293	7.98	80	0	7	0.20	4	16	302	8.14	84	198	167	365	9.84	27
Aisne	555.539	28.520	14	271	4.00	79	1	19	0.35	15	15	290	5.23	69	352	290	642	11.55	32
Allier	352.241	23.082	6	91	2.50	30	10	152	4.33	84	16	243	6.92	78	110	88	198	5.62	1
Alpes (Basses-) (1)	140.670	8.387	0	13	0.85	5	0	7	0.49	19	6	20	1.42	4	99	85	184	12.29	63
Alpes (Hautes-)	129.556	8.816	3	43	3.30	62	1	14	1.13	50	4	57	4.52	51	101	85	186	14.35	78
Ardèche (1)	385.835	24.534	14	220	5.60	81	0	8	0.15	1	14	275	5.84	74	209	176	385	9.97	28
Ardennes	322.138	18.178	3	53	1.65	16	2	35	1.10	48	5	88	2.75	19	208	173	381	11.82	57
Ariège	251.318	16.946	5	74	2.95	51	1	15	0.59	20	6	89	3.54	33	154	124	278	11.06	55
Aube (1)	261.673	13.014	1	20	0.77	4	0	8	0.32	14	1	28	1.09	2	196	155	351	13.41	72
Aude	282.833	16.910	13	238	7.08	85	5	83	2.95	81	18	300	10.63	85	264	221	485	17.14	84
Aveyron	393.890	23.736	7	116	2.94	56	2	33	0.84	38	9	149	3.78	37	241	185	426	10.81	41
Bouches-du-Rhône (1)	473.365	18.108	4	104	2.20	28	0	6	0.22	6	4	110	2.42	13	286	237	523	11.04	43
Calvados	478.397	25.524	4	53	1.12	9	3	40	0.84	30	7	93	1.96	9	396	330	726	15.17	82
Cantal	257.065	15.312	3	48	1.95	23	4	64	2.00	72	7	112	4.55	53	177	158	335	13.52	76
Charente	378.721	19.244	5	98	2.50	40	1	19	0.51	43	6	117	3.10	26	187	160	347	9.16	23
Charente-Inférieure	474.828	27.100	7	121	2.56	37	2	35	0.73	34	9	156	3.29	28	220	185	405	8.53	15
Cher	314.844	20.105	7	108	3.44	64	1	15	0.50	24	8	123	3.93	41	114	87	201	6.38	3
Corrèze	314.982	22.352	3	59	1.34	13	2	39	0.89	42	5	98	2.23	18	132	104	236	7.49	8
Corse (1)	240.183	12.534	5	96	3.98	70	0	6	0.25	14	5	102	4.31	40	240	199	439	18.27	86
Côte-d'Or	385.131	21.775	3	52	1.36	14	1	17	0.45	21	4	69	1.81	8	286	228	514	13.34	71
Côtes-du-Nord	621.573	36.350	14	239	3.45	58	5	85	1.38	56	19	324	5.54	52	440	374	814	13.09	67
Creuse (1)	278.889	18.150	4	61	2.20	29	0	4	0.23	7	4	65	2.43	16	121	95	216	7.82	10
Dordogne	504.651	29.033	9	153	3.04	54	4	70	1.34	55	13	223	4.37	49	263	169	432	8.56	17
Doubs	286.886	16.282	3	52	1.84	21	1	17	0.61	30	4	69	2.45	17	181	156	337	11.74	53
Drôme	324.760	18.956	7	119	3.68	66	2	34	1.05	45	9	153	4.73	39	207	129	336	10.34	32
Eure	404.665	28.700	6	117	2.89	49	2	39	0.96	44	8	156	3.85	36	332	275	607	15.00	81
Eure-et-Loir	291.074	15.600	4	74	2.56	38	3	55	1.92	60	7	129	4.48	50	179	150	329	11.30	50
Finistère	606.552	37.954	7	111	1.83	20	0	35	0.57	60	13	206	3.40	31	397	338	735	12.28	62
Gard (1)	419.697	20.281	6	123	2.95	52	1	20	1.40	25	7	143	3.45	32	365	259	624	14.87	80
Garonne	481.247	25.322	7	133	2.75	46	7	133	2.75	75	14	266	5.52	71	297	240	537	11.06	68
Gers (1)	304.497	15.223	5	100	3.28	59	0	8	0.27	10	5	106	3.55	34	166	197	363	11.92	59
Gironde	640.757	27.061	6	137	2.13	27	2	45	0.71	33	8	182	2.84	20	354	289	643	10.03	30
Hérault (1)	400.424	19.063	6	126	3.15	57	0	4	0.24	5	6	130	3.31	30	374	314	688	17.18	85
Ille-et-Vilaine	580.898	33.495	8	138	2.38	33	8	138	2.38	71	16	276	4.76	61	275	221	496	8.53	16
Indre	273.479	17.091	8	121	4.44	76	2	30	1.11	40	10	151	5.55	72	149	125	274	10.02	20
Indre-et-Loire	318.442	18.331	5	82	2.72	44	3	49	1.63	61	8	131	4.35	48	132	105	237	7.75	9
Isère	567.037	33.970	4	66	1.47	11	4	66	1.17	52	8	132	2.34	12	297	242	539	9.49	25
Jura	296.701	17.044	7	121	4.10	74	4	69	2.34	70	11	190	6.44	77	188	161	349	11.80	58
Landes	309.832	17.978	6	103	3.33	60	5	86	2.77	77	11	189	6.10	76	136	123	259	8.30	13
Loir-et-Cher	264.043	17.135	3	46	1.75	18	5	77	2.91	80	8	123	4.66	56	116	114	230	8.70	20
Loire	505.260	31.564	6	96	1.90	22	1	16	0.31	12	7	112	2.21	10	199	168	367	7.26	7
Loire (Haute-)	300.994	21.070	6	85	2.84	48	4	57	1.89	65	10	142	4.73	60	189	157	346	11.49	51
Loire-Inférieure	555.966	27.284	13	264	4.76	78	1	20	0.36	17	14	284	5.12	64	265	213	478	8.59	12
Loiret	345.115	16.706	7	144	4.18	73	3	61	1.79	62	10	205	5.97	75	185	179	364	10.55	35
Lot	293.733	15.848	3	55	1.98	24	1	18	0.63	31	4	73	2.51	18	190	181	371	12.63	66

(1) Pour tous ces départements, aucun Aveugle ne s'étant présenté au conseil de révision, nous en avons supposé 1 pour 10,000 habitants.

TABLEAU N° 2 (SUITE).

STATISTIQUE DES AVEUGLES EN FRANCE

D'après les opérations du recrutement de 1851 à 1860 et la Statistique du Ministère du Commerce de 1856 et de 1861.

DÉPARTEMENTS	POPULATION du DÉPARTEMENT	AVEUGLES DE NAISSANCE OU PAR MALADIE. Individus au-dessous de 21 ans, suivant 9 années de recrutement, 1851-60.					AVEUGLES PAR BLESSURE OU ACCIDENT. Individus au-dessous de 21 ans, suivant 9 années de recrutement, 1851-60.				AVEUGLES DE NAISSANCE OU PAR MALADIE PAR BLESSURE OU ACCIDENT. Individus au-dessous de 21 ans, suivant 9 années de recrutement, 1851-60.				Aveugles de tout âge, selon le recensement général de 1856. (Voir tableau n° 5 pour 1861.)				
		Nombre des examinés pendant les 9 ans.	Nombre des Aveugles constatés.	Nombre total proportionnel du département.	Nombre sur 10,000 habitants.	Numéro du département.	Nombre des Aveugles constatés.	Nombre total proportionnel du département.	Nombre sur 10,000 habitants.	Numéro du département.	Nombre des Aveugles constatés.	Nombre total proportionnel du département.	Nombre sur 10,000 habitants.	Numéro du département.	Nombre du sexe masculin.	Nombre du sexe féminin.	Total pour les deux sexes.	Nombre sur 10,000 habitants.	Numéro du département.
Lot-et-Garonne	340.041	16.184	7	157	4.32	75	0	5	0.26	9	7	152	4.58	55	253	198	451	13.26	70
Lozère (1)	140.819	9.221	6	91	6.52	83	0	7	0.45	22	6	98	6.90	70	112	92	204	14.58	79
Maine-et-Loire	524.387	27.867	5	94	1.79	19	3	56	1.07	46	8	150	4.86	39	232	189	421	8.02	11
Manche	595.202	34.047	8	137	2.30	30	2	35	0.57	27	10	171	2.87	21	407	330	737	12.78	64
Marne	372.050	16.882	5	110	2.96	53	7	154	4.14	35	12	264	7.10	80	258	202	460	12.09	61
Marne (Haute-)	256.512	13.041	3	59	2.30	31	1	20	0.76	36	4	69	3.06	24	185	159	344	13.51	73
Mayenne	373.841	21.313	2	35	0.94	7	4	52	1.40	57	4	87	2.34	13	138	113	251	6.71	5
Meurthe	424.373	22.215	8	152	3.60	65	1	19	0.45	25	0	171	4.03	44	276	233	509	11.99	60
Meuse	305.727	16.109	4	75	2.48	36	4	57	1.86	64	7	132	4.31	47	220	181	401	13.11	68
Morbihan	473.932	26.769	12	214	4.57	77	2	30	0.71	35	14	250	5.21	66	304	213	517	10.90	42
Moselle	451.152	25.604	7	123	2.73	45	3	53	1.17	53	10	176	3.90	40	274	230	504	11.17	49
Nièvre (1)	326.086	21.391	8	122	3.73	67	0	3	0.20	3	8	125	3.93	42	131	97	228	6.99	6
Nord	1.212.353	56.919	23	473	3.91	68	3	103	0.81	40	28	580	4.76	62	699	597	1 296	10.44	33
Oise (1)	396.085	22.920	7	124	3.12	56	0	3	0.18	2	7	127	3.39	29	242	197	439	11.00	47
Orne	430.127	25.872	7	116	2.70	42	1	16	0.37	18	8	132	3.09	25	298	241	539	12.76	65
Pas-de-Calais	711.856	36.488	22	428	6.02	82	19	370	5.20	80	41	798	11.22	86	418	340	758	10.64	38
Puy-de-Dôme	590.062	35.773	12	198	3.35	61	5	82	1.40	58	17	280	5.75	35	297	235	532	9.01	22
Pyrénées (Basses-)	436.442	23.976	5	91	2.08	25	5	91	2.08	69	10	182	4.16	45	209	207	367	10.70	39
Pyrénées (Hautes-) (1)	245.856	14.399	0	10	0.58	3	1	17	0.69	32	1	27	1.27	5	135	122	257	10.45	54
Pyrénées-Orientales (1)	183.056	9.693	4	75	4.12	72	0	8	0.43	20	4	83	4.55	54	137	109	246	13.43	74
Rhin (Bas-)	563.855	32.691	10	172	3.05	55	6	103	1.83	63	10	275	4.88	63	298	244	542	9.61	26
Rhin (Haut-)	499.442	33.761	4	59	1.18	12	4	59	1.18	54	8	118	2.36	14	236	188	424	8.49	14
Rhône	625.991	24.818	6	151	2.41	34	7	176	2.82	73	14	327	5.24	68	226	175	401	6.40	4
Saône (Haute-) (1)	312.397	17.583	0	8	0.47	2	0	4	0.23	8	0	12	0.70	1	206	158	364	11.61	51
Saône-et-Loire	575.018	35.278	14	149	3.96	69	12	127	3.40	82	26	276	7.36	81	291	237	528	14.08	77
Sarthe	467.193	26.785	7	122	2.61	41	7	122	2.61	73	14	244	5.22	67	276	240	516	11.04	41
Seine (2)	1.727.419	52.045	22	729	4.22	74	0	198	1.15	51	28	927	5.37	70	752	808	1 560	6.30	2
Seine-Inférieure	769.450	44.416	12	207	2.70	43	0	156	2.02	75	25	565	5.72	58	431	349	780	10.15	31
Seine-et-Marne	341.382	17.592	2	39	1.14	10	3	97	2.85	51	7	136	3.97	53	201	165	366	10.72	39
Seine-et-Oise	484.179	11.923	8	331	6.84	84	1	51	0.85	67	9	372	7.60	85	284	228	511	10.55	37
Sèvres (Deux-)	327.846	17.891	4	76	2.34	32	1	10	0.58	28	5	95	2.59	22	173	141	314	9.57	25
Somme	566.619	32.417	3	52	0.92	6	1	17	0.30	11	4	69	1.22	5	334	294	628	11.05	46
Tarn	354.832	19.449	2	36	1.02	8	1	18	0.51	26	3	54	1.53	7	206	168	374	10.54	36
Tarn-et-Garonne (1)	234.782	11.006	4	80	3.42	63	0	7	0.55	16	4	87	3.77	36	203	161	364	15.50	83
Var	371.820	14.473	8	204	5.52	80	3	76	2.07	68	11	280	7.59	82	283	217	500	13.44	71
Vaucluse	268.994	12.298	3	65	2.43	35	1	22	0.81	37	4	87	3.24	27	195	160	355	13.10	69
Vendée	389.683	23.262	8	133	1.71	17	4	66	3.53	83	12	199	5.14	65	186	151	337	8.66	15
Vienne (1)	322.585	18.440	0	8	0.40	1	2	35	1.08	57	2	57	1.58	6	145	115	260	8.05	12
Vienne (Haute-)	319.787	21.397	6	89	2.80	57	6	83	2.80	77	12	178	5.60	73	134	151	285	8.91	21
Vosges	405.708	26.698	5	61	1.50	15	4	61	1.50	53	8	122	3.00	23	254	216	470	11.58	53
Yonne	368.931	19.129	5	77	2.09	26	3	96	2.61	74	9	173	4.70	57	249	196	445	11.79	56

(1) Pour tous ces départements, aucun Aveugle ne s'étant présenté au conseil de révision, nous en avons supposé 1 pour 10,000 habitants.

(2) Comme il y a à l'établissement des Quinze-Vingts et à l'Institution impériale un grand nombre d'Aveugles qui n'appartiennent pas au département de la Seine, nous supposons que sur les 1,560 Aveugles de ce département, il y en a les 3/10es, soit 468 provenant des autres départements. C'est sur le surplus (1,092) qu'a été basé le chiffre proportionnel 6,30.

Ce tableau, contenant les constatations de neuf années de recrutement, peut être considéré comme donnant des résultats exacts, du moins quant à l'ensemble.

Selon toute probabilité, le nombre des Aveugles qui se sont présentés au conseil de révision pendant ces neuf années, doit être proportionnel au nombre total des Aveugles au-dessous de vingt et un ans, sinon de chaque département, du moins de toute la France, ce qui se trouve en moins dans certains départements étant compensé par ce qui se trouve en plus dans d'autres.

C'est en partant de ce principe que nous avons pu, dans la 2e colonne de chaque catégorie d'Aveugles, établir un chiffre total pour chaque département.

Quant aux départements qui, comme les Hautes-Alpes, l'Ardèche, l'Aube, n'ont présenté parmi les examinés aucun Aveugle par accident ou blessure, nous avons supposé un Aveugle pour 10,000 individus.

Nous avons fait la même supposition pour les Basses-Alpes, les Hautes-Pyrénées, la Haute-Saône et la Vienne où, pendant cette période de neuf années, il ne s'est présenté au conseil de révision aucun Aveugle de naissance ou par maladie.

Le tableau n° 3, qui n'est autre chose qu'un résumé des résultats des neuf années de recrutement détaillés dans le tableau n° 2, permettra de comparer d'un seul coup d'œil le nombre des Aveugles au-dessous de vingt et un ans, avec le nombre des jeunes gens examinés, pendant ces neuf années, dans toute la France.

On y verra que, sur 1,949,293 jeunes gens examinés, il s'est présenté 825 Aveugles de toutes catégories.

Pour obtenir, d'après ces données, le nombre total des Aveugles de tout âge, en France, il suffirait d'établir une proportion entre le chiffre 1,949,393 et la population entière de la France (1).

TABLEAU N° 3.

Résumé des neuf années de recrutement de 1851 à 1860.

ANNÉES	NOMBRE DE JEUNES GENS examinés par le CONSEIL DE RÉVISION	PERTE COMPLÈTE DE LA VUE		
		PAR MALADIE ou de NAISSANCE	PAR ACCIDENT ou BLESSURE	TOTAL
1851	164.405	50	23	73
1852	161.077	50	13	63
1853	159.939	43	15	58
1854	255.749	65	34	99
1855	261.112	87	37	124
1856	268.039	84	39	123
1857	211.620	57	35	92
1858	200.019	51	31	82
1859	267.333	84	27	111
TOTAUX.	1.949.293	571	254	825

§ III

STATISTIQUE DES AVEUGLES DITS DE NAISSANCE

D'APRÈS NEUF ANNÉES DE RECRUTEMENT MILITAIRE (1851-1860) ET LES RECENSEMENTS DE 1856 ET DE 1861.

A. Aveugles dits de naissance d'après le recrutement.

Le tableau n° 3 montre que, sur 1,949,293 jeunes gens examinés par le conseil de révision, il s'est trouvé 571 Aveugles dits de naissance ou par maladie.

(1) Voir pour les détails les tableaux n°s 7, 8, 9.

Pour un nombre égal de femmes, d'après la proportion des sexes, révélée par le tableau n° 1, on aurait 374 Aveugles de naissance ou par maladie du sexe féminin, ce qui, ajouté à 571, donne un total de 945 pour le double de 1,949,293 ou 3,898,586 individus des deux sexes au-dessous de vingt et un ans.

Pour obtenir, d'après ces données, le total des Aveugles de naissance de tout âge, en France, il suffit d'établir un rapport avec la population entière de la France, d'après le recensement général de 1856. On obtient ainsi le nombre 8,735, réparti de la manière suivante, d'après la proportion ordinaire des sexes :

1° Aveugles dits de naissance du sexe masculin..	5,042
2° » » » du sexe féminin...	3,693
Total des Aveugles dits de naissance, d'après le recrutement...........................	8,735

B. **Aveugles dits de naissance d'après le recensement de 1856.**

Les éléments du recensement de 1856 nous ont donné pour la population entière de la France, le nombre de 7,334 Aveugles dits de naissance, répartis de la manière suivante :

1° Aveugles dits de naissance constatés (département de la Seine excepté)..................	4,801
2° Aveugles dits de naissance pour lesquels la distinction n'a pas été faite	1,633
A reporter.....	6,434

Report..... 6,434

3° Aveugles dits de naissance du département de la Seine (1)................................ 900

Total des Aveugles dits de naissance d'après le recensement de 1856.................. 7,334

C. Aveugles dits de naissance d'après le recensement de 1861.

La statistique générale de 1861 donne pour les Aveugles de naissance les chiffres suivants :

1° Aveugles dits de naissance constatés (le département de la Seine excepté)...................... 4,386

2° Pris dans le nombre des Aveugles pour lesquels la distinction n'a pas été faite................. 157

3° Aveugles dits de naissance du département de la Seine (2)............................... 123

Total des Aveugles de naissance d'après le recensement de 1861.................. 4,666

§ IV

RÉPARTITION PROPORTIONNELLE DES AVEUGLES PAR DÉPARTEMENTS

D'APRÈS LES RECENSEMENTS DE 1856 ET DE 1861.

Nous exposons, dans les tableaux suivants, la répartition proportionnelle des Aveugles par département.

Le tableau n° 4, basé, sur le recensement de 1856, présente l'ordre des départements suivant la proportion plus ou moins considérable d'Aveugles de tout âge et de toute catégorie que chacun possède.

(1) En 1856, la distinction entre les Aveugles de naissance et ceux qui le sont devenus postérieurement, n'ayant pas été faite dans le département de la Seine, nous avons, par des recherches particulières, évalué à environ 900 le nombre des Aveugles dits de naissance de ce département; dans ce nombre nous comptons les Aveugles des institutions et asiles de Paris.

(2) Dans ce chiffre la statistique officielle ne comprend pas les Aveugles des institutions et asiles de Paris.

TABLEAU N° 4.

Répartition proportionnelle des Aveugles par département, d'après le recensement de 1856.

N°s D'ORDRE	DÉPARTEMENTS	NOMBRE d'Aveugles sur 10,000 habitants.	N°s D'ORDRE	DÉPARTEMENTS	NOMBRE d'Aveugles sur 10,000 habitants
86	Corse	18.27	43	Bouches-du-Rhône	11.04
85	Hérault	17.18	42	Morbihan	10 90
84	Aude	17.14	41	Aveyron	10.80
83	Tarn-et-Garonne	15.50	40	Seine-et-Marne	10.72
82	Calvados	15.17	39	Pyrénées (Basses-)	10.70
81	Eure	15.00	38	Pas-de-Calais	10.64
80	Gard	14.97	37	Seine-et-Oise	10.55
79	Lozère	14.48	36	Tarn	10.54
78	Alpes (Hautes-)	14.35	35	Loiret	10.54
77	Saône-et-Loire	14.08	34	Pyrénées (Hautes-)	10.45
76	Cantal	13.52	33	Nord	10.44
75	Var	13 44	32	Drôme	10.34
74	Pyrénées-Orientales	13.43	31	Seine-Inférieure	10.13
73	Marne (Haute-)	13.41	30	Gironde	10.03
72	Aube	13.41	29	Indre	10.02
71	Côte-d'Or	13.34	28	Ardèche	9.97
70	Lot-et-Garonne	13 26	27	Ain	9.84
69	Vaucluse	13.19	26	Rhin (Bas-)	9.61
68	Meuse	13.11	25	Sèvres (Deux-)	9.57
67	Côtes-du-Nord	13 09	24	Isère	9.49
66	Lot	12.63	23	Charente	9.16
65	Orne	12.63	22	Puy-de-Dôme	9 01
64	Manche	12.38	21	Vienne (Haute-)	8.91
63	Alpes (Basses-)	12.29	20	Loir-et-Cher	8.71
62	Finistère	12.28	19	Vendée	8.64
61	Marne	12.09	18	Loire-Inférieure	8.59
60	Meurthe	11 99	17	Dordogne	8.56
59	Gers	11.92	16	Ille-et-Vilaine	8.53
58	Jura	11.89	15	Charente-Inférieure	8.53
57	Ardennes	11.82	14	Rhin (Haut-)	8.49
56	Yonne	11.79	13	Landes	8.36
55	Doubs	11.74	12	Vienne	8.05
54	Saône (Haute-)	11.65	11	Maine-et-Loire	8.02
53	Vosges	11.58	10	Creuse	7.82
52	Aisne	11.55	9	Indre-et-Loire	7.75
51	Loire (Haute-)	11.49	8	Corrèze	7.49
50	Eure-et-Loir	11.30	7	Loire	7.26
49	Moselle	11.17	6	Nièvre	6.99
48	Garonne	11.16	5	Mayenne	6.71
47	Oise	11.09	4	Rhône	6.40
46	Somme	11.08	3	Cher	6.38
45	Ariége	11 06	2	Seine	6.30
44	Sarthe	11.04	1	Allier	5.62

On voit, d'après ce tableau, que sur les 20 départements qui ont le plus d'Aveugles,

12 appartiennent au midi;

6 au nord;

2 au centre;

Tandis que sur les 20 départements qui en ont eu le moins, on en trouve :

16 du centre;

2 du nord;

2 du midi.

C'est donc le midi qui a, proportionnellement, le plus grand nombre d'Aveugles, le centre qui en a le moins, et le nord occupe un rang intermédiaire.

Pour rendre cette observation plus sensible, nous avons divisé la France en trois grandes régions qui nous ont présenté l'état suivant :

Dans le	centre,	pour	100,000 habitants.	89	Aveugles.
»	nord,	»	»	109	»
»	midi.	»	»	117	»

Le recensement de 1861 n'a pas apporté de différences notables, du moins quant à l'ensemble, à cette répartition proportionnelle des Aveugles, par département.

Les tableaux n°s 5 et 6, donnant l'ordre des départements, d'après le recensement de 1861, permettront d'établir une comparaison avec les résultats du recensement de 1856.

Dans le tableau n° 6 les départements sont classés en neuf groupes, suivant leur position au nord, au centre et au midi, à l'est et à l'ouest.

TABLEAU N° 5.

Répartition proportionnelle des Aveugles des départements, d'après le recensement de 1861.

NOS D'ORDRE	DÉPARTEMENTS	NOMBRE d'Aveugles sur 10,000 habitants	NOS D'ORDRE	DÉPARTEMENTS	NOMBRE d'Aveugles sur 10,000 habitants.
89	Corse	16.40	44	Doubs	8.90
88	Tarn-et-Garonne	14.30	43	Sarthe	8.70
87	Alpes (Hautes-)	13.80	42	Cantal	8.70
86	Hérault	13.20	41	Marne (Haute-)	8.60
85	Aude	12.90	40	Charente-Inférieure	8.50
84	Calvados	12.40	39	Loiret	8.50
83	Savoie	12.20	38	Rhin (Bas-)	8.10
82	Lot-et-Garonne	12.10	37	Seine-Inférieure	8.10
81	Eure	12.10	36	Marne	8.00
80	Gard	12.00	35	Loire	7.90
79	Garonne (Haute-)	12.00	34	Maine-et-Loire	7.90
78	Pyrénées-Orientales	11.70	33	Jura	7.90
77	Var	11.60	32	Aveyron	7.80
76	Alpes-Maritimes	11.60	31	Pyrénées (Basses-)	7.70
75	Somme	11.00	30	Gironde	7.50
74	Côte-d'Or	10.80	29	Finistère	7.50
73	Saône (Haute-)	10.80	28	Saône-et-Loire	7.50
72	Côtes-du-Nord	10.80	27	Orne	7.40
71	Alpes (Basses-)	10.50	26	Cher	7.40
70	Ardennes	10.50	25	Seine-et-Oise	7.40
69	Morbihan	10.40	24	Indre-et-Loire	7.40
68	Meurthe	10.40	23	Gers	7.20
67	Savoie (Haute-)	10.40	22	Indre	7.20
66	Vosges	10.40	21	Dordogne	6.90
65	Pyrénées (Hautes-)	10.30	20	Isère	6.90
64	Eure-et-Loir	10.30	19	Creuse	6.80
63	Vaucluse	10.30	18	Loire-Inférieure	6.70
62	Aube	10.20	17	Charente	6.60
61	Aisne	10.20	16	Ille-et-Vilaine	6.60
60	Yonne	10.10	15	Drôme	6.50
59	Loire (Haute-)	10.10	14	Landes	6.50
58	Ariége	9.90	13	Vienne	6.50
57	Meuse	9.60	12	Nièvre	6.40
56	Lozère	9.50	11	Mayenne	6.40
55	Pas-de-Calais	9.50	10	Vienne (Haute-)	6.30
54	Moselle	9.50	9	Bouches-du-Rhône	6.20
53	Puy-de-Dôme	9.40	8	Loir-et-Cher	6.00
52	Lot	9.20	7	Rhône	6.00
51	Oise	9.10	6	Deux-Sèvres	5.70
50	Ain	9.00	5	Corrèze	5.60
49	Ardèche	9.00	4	Allier	5.00
48	Manche	9.00	3	Nord	2.90
47	Seine-et-Marne	9.00	2	Seine	2.60
46	Rhin (Haut-)	8.90	1	Vendée	2.40
45	Tarn	8.90			

TABLEAU N° 6.

Répartition des Aveugles par régions, d'après le recensement de 1861.

(Aveugles pour 100,000 habitants.)

RÉGION DU NORD

NORD-OUEST		NORD		NORD-EST		MOYENNE
Finistère	75	Nord	29	Ardennes	105	
Côtes-du-Nord	108	Pas-de-Calais	95	Marne	80	
Morbihan	104	Somme	110	Aube	102	
Ille-et-Vilaine	66	Seine-Inférieure	81	Marne (Haute-)	86	
Manche	90	Oise	91	Meuse	96	
Calvados	124	Aisne	102	Moselle	95	
Orne	74	Eure	121	Meurthe	104	
Mayenne	64	Eure-et-Loir	103	Vosges	104	
Sarthe	87	Seine-et-Oise	72	Rhin (Bas-)	81	
»	»	Seine	26	Rhin (Haut-)	89	
»	»	Seine-et-Marne	90	»	»	
Moyenne des Groupes	88	Moyenne des Groupes	84	Moyenne des Groupes	94	86

RÉGION DU CENTRE

OUEST		CENTRE		EST		MOYENNE
Loire-Inférieure	67	Loir-et-Cher	60	Côte-d'Or	108	
Maine-et-Loire	79	Loiret	85	Saône (Haute-)	108	
Indre-et-Loire	74	Yonne	101	Doubs	89	
Vendée	24	Indre	70	Jura	79	
Charente-Inférieure	85	Cher	74	Saône-et-Loire	75	
Deux-Sèvres	57	Nièvre	64	Loire	79	
Charente	66	Creuse	68	Rhône	60	
Vienne	65	Allier	50	Ain	90	
Vienne (Haute-)	63	Puy-de-Dôme	94	Isère	69	
Moyenne des Groupes	65	Moyenne des Groupes	74	Moyenne des Groupes	84	74

RÉGION DU MIDI

SUD-OUEST		SUD		SUD-EST		MOYENNE
Gironde	77	Corrèze	56	Loire (Haute-)	101	
Dordogne	69	Cantal	87	Ardèche	90	
Lot-et-Garonne	121	Lot	92	Drôme	65	
Landes	65	Aveyron	78	Gard	120	
Gers	72	Lozère	95	Vaucluse	103	
Pyrénées (Basses-)	77	Tarn-et-Garonne	143	Alpes (Basses-)	105	
Pyrénées (Hautes-)	103	Tarn	89	Alpes (Hautes-)	138	
Garonne (Haute-)	120	Hérault	132	Bouches-du-Rhône	62	
Ariége	99	Aude	129	Var	116	
»	»	Pyrénées-Orientales	117	Alpes-Maritimes	116	
»	»	»	»	Savoie	122	
»	»	»	»	Savoie (Haute-)	104	
»	»	»	»	Corse	164	
Moyenne des Groupes	89	Moyenne des Groupes	102	Moyenne des Groupes	108	101

L'observation que nous avons déjà faite, à propos du dénombrement de 1856, sur la répartition des Aveugles suivant les régions du midi, du nord et du centre, est confirmée par les chiffres du dénombrement de 1861, que nous venons de reproduire dans les deux tableaux qui précèdent.

Le tableau n° 6, où les départements sont divisés en neuf groupes, montre d'une manière évidente que le minimum des Aveugles, en France, se trouve dans les départements du centre et que les régions de l'est en contiennent un plus grand nombre que celles de l'ouest.

§ V

DISTRIBUTION, PAR DÉPARTEMENT, DES AVEUGLES AU-DESSOUS DE 21 ANS

D'APRÈS LES NEUF ANNÉES DE RECRUTEMENT (1851-1860).

TABLEAU N° 7.

Ordre des départements, suivant le nombre des Aveugles dits de naissance, au-dessous de 21 ans, d'après le recrutement (1851 à 1860).

(Ce tableau contient, proportion établie, les Aveugles des deux sexes.)

Nos D'ORDRE	DÉPARTEMENTS	NOMBRE d'Aveugles sur 10,000 habitants	Nos D'ORDRE	DÉPARTEMENTS	NOMBRE d'Aveugles sur 10,000 habitants
86	Ain	7.98	43	Seine-Inférieure	2.70
85	Aude	7.68	42	Orne	2.70
84	Seine-et-Oise	6.84	41	Sarthe	2.61
83	Lozère	6.50	40	Charente	2.59
82	Pas-de-Calais	6.02	39	Allier	2.59
81	Ardèche	6.09	38	Eure-et-Loir	2.56
80	Var	5.52	37	Charente-Inférieure	2.56
79	Aisne	4.90	36	Meuse	2.48
78	Loire-Inférieure	4.76	35	Vaucluse	2.43
77	Morbihan	4.47	34	Rhône	2.41
76	Indre	4.44	33	Ille-et-Vilaine	2.38
75	Lot-et Garonne	4.32	32	Deux-Sèvres	2.34
74	Seine	4.22	31	Marne (Haute-)	2.30
73	Loiret	4.18	30	Manche	2.30
72	Pyrénées-Orientales	4.12	29	Creuse	2.20
71	Jura	4.10	28	Bouches-du-Rhône	2.20
70	Corse	3.98	27	Gironde	2.13
69	Saône-et-Loire	3.96	26	Yonne	2.09
68	Nord	3.91	25	Pyrénées (Basses-)	2.08
67	Nièvre	3.73	24	Lot	1.98
66	Drôme	3.68	23	Cantal	1.95
65	Meurthe	3.60	22	Loire	1.90
64	Cher	3.44	21	Doubs	1.84
63	Tarn-et-Garonne	3.42	20	Finistère	1.83
62	Alpes (Hautes-)	3.39	19	Maine-et-Loire	1.79
61	Puy-de-Dôme	3.35	18	Loir-et-Cher	1.75
60	Landes	3.33	17	Vendée	1.71
59	Gers	3.28	16	Ardennes	1.65
58	Côtes-du-Nord	3.15	15	Vosges	1.50
57	Hérault	3.14	14	Côte-d'Or	1.36
56	Oise	3.12	13	Corrèze	1.34
55	Rhin (Bas-)	3.05	12	Rhin (Haut-)	1.18
54	Dordogne	3.03	11	Isère	1.17
53	Marne	2.96	10	Seine-et-Marne	1.13
52	Gard	2.96	9	Calvados	1.12
51	Ariége	2.95	8	Tarn	1.02
50	Aveyron	2.94	7	Mayenne	0.94
49	Eure	2.89	6	Somme	0.92
48	Loire (Haute-)	2.84	5	Alpes (Basses-)	0.83
47	Vienne (Haute-)	2.80	4	Aube	0.77
46	Garonne (Haute-)	2.75	3	Pyrénées (Hautes-)	0.58
45	Moselle	2.73	2	Saône (Haute-)	0.47
44	Indre-et-Loire	2.72	1	Vienne	0.40

TABLEAU N° 8.

Ordre des départements, suivant le nombre des Aveugles par accidents ou blessures, au-dessous de 21 ans, d'après le recrutement de (1851 à 1860).

(Ce tableau contient, proportion établie, les Aveugles des deux sexes).

Nos D'ORDRE	DÉPARTEMENTS	NOMBRE d'Aveugles sur 10,000 habitants	Nos D'ORDRE	DÉPARTEMENTS	NOMBRE d'Aveugles sur 10,000 habitants.
86	Pas-de-Calais	5.20	43	Charente	0.91
85	Allier	4.33	42	Corrèze	0.89
84	Marne	4.14	41	Seine-et-Oise	0.85
83	Vendée	3.43	40	Nord	0.85
82	Saône-et-Loire	3.40	39	Calvados	0.84
81	Aude	2.95	38	Aveyron	0.84
80	Loir-et-Cher	2.91	37	Vaucluse	0.81
79	Seine-et-Marne	2.84	36	Marne (Haute-)	0.76
78	Rhône	2.82	35	Morbihan	0.74
77	Vienne (Haute-)	2.80	34	Charente-Inférieure	0.73
76	Landes	2.77	33	Gironde	0.71
75	Garonne (Haute-)	2.75	32	Pyrénées (Hautes-)	0.69
74	Yonne	2.65	31	Lot	0.63
73	Sarthe	2.61	30	Doubs	0.61
72	Cantal	2.60	29	Ariége	0.59
71	Ille-et-Vilaine	2.38	28	Deux-Sèvres	0.58
70	Jura	2.34	27	Manche	0.57
69	Pyrénées (Basses-)	2.08	26	Tarn	0 51
68	Var	2.07	25	Gard	0.49
67	Seine-Inférieure	2.02	24	Cher	0.49
66	Eure-et-Loir	1.92	23	Meurthe	0.45
65	Loire (Haute-)	1.89	22	Lozère	0.45
64	Meuse	1.86	21	Côte-d'Or	0.45
63	Rhin (Bas-)	1.83	20	Pyrénées-Orientales	0.43
62	Loiret	1.79	19	Alpes (Basses-)	0.42
61	Indre-et-Loire	1.63	18	Orne	0.39
60	Finistère	1 57	17	Loire-Inférieure	0.36
59	Vosges	1.50	16	Tarn-et-Garonne	0.35
58	Puy-de-Dôme	1.40	15	Aisne	0.35
57	Mayenne	1.40	14	Corse	0.33
56	Côtes-du-Nord	1.38	13	Aube	0.32
55	Dordogne	1.34	12	Loire	0.31
54	Rhin (Haut-)	1.18	11	Somme	0.31
53	Moselle	1.17	10	Gers	0.27
52	Isère	1.17	9	Lot-et-Garonne	0.26
51	Seine	1.15	8	Saône (Haute-)	0.23
50	Alpes (Hautes-)	1.13	7	Creuse	0.23
49	Indre	1.11	6	Bouches-du-Rhône	0.22
48	Ardennes	1.10	5	Hérault	0.21
47	Vienne	1.08	4	Ain	5.21
46	Maine-et-Loire	1.07	3	Nièvre	0.20
45	Drôme	1.05	2	Oise	0.18
44	Eure	0.96	1	Ardèche	0.15

TABLEAU N° 9.

Ordre des départements, suivant le nombre des Aveugles au-dessous de 21 ans, de toute catégorie, d'après le recrutement (1851 à 1860).

(Ce tableau contient, proportion établie, les Aveugles des deux sexes.)

Nos D'ORDRE	DÉPARTEMENTS	NOMBRE d'Aveugles sur 10,000 habitants.	Nos D'ORDRE	DÉPARTEMENTS	NOMBRE d'Aveugles sur 10,000 habitants.
86	Pas-de-Calais	11.22	43	Seine-et-Marne	3.97
85	Aube	10.63	42	Nièvre	3.93
84	Ain	8.19	41	Cher	3.93
83	Seine-et-Oise	7.69	40	Moselle	3.90
82	Var	7.59	39	Maine-et-Loire	3.86
81	Saône-et-Loire	7.36	38	Eure	3.85
80	Marne	7.10	37	Aveyron	3.78
79	Lozère	6.95	36	Tarn-et-Garonne	3.77
78	Allier	6.92	35	Puy-de-Dôme	3.75
77	Jura	6.44	34	Gers	3.55
76	Landes	6.10	33	Ariége	3.54
75	Loiret	5.97	32	Gard	3.45
74	Ardèche	5.84	31	Finistère	3.40
73	Vienne (Haute-)	5.60	30	Hérault	3.31
72	Indre	5.55	29	Oise	3.30
71	Garonne (Haute-)	5.52	28	Charente-Inférieure	3.29
70	Seine	5.37	27	Vaucluse	3.24
69	Aisne	5.25	26	Charente	3.10
68	Rhône	5.23	25	Orne	3.09
67	Sarthe	5.22	24	Marne (Haute-)	3.06
66	Morbihan	5.21	23	Vosges	3.00
65	Vendée	5.14	22	Deux-Sèvres	2.92
64	Loire-Inférieure	5.12	21	Manche	2.87
63	Rhin (Bas-)	4.88	20	Gironde	2.84
62	Nord	4.76	19	Ardennes	2.75
61	Ille-et-Vilaine	4.76	18	Lot	2.61
60	Loire (Haute-)	4.73	17	Doubs	2.45
59	Drôme	4.73	16	Creuse	2.43
58	Seine-Inférieure	4.72	15	Bouches-du-Rhône	2.42
57	Yonne	4.70	14	Rhin (Haut-)	2.36
56	Loir-et-Cher	4.66	13	Mayenne	2.34
55	Lot-et-Garonne	4.58	12	Isère	2.34
54	Pyrénées Orientales	4.55	11	Corrèze	2.23
53	Cantal	4.55	10	Loire	2.21
52	Côtes-du-Nord	4.53	9	Calvados	1.96
51	Alpes (Hautes-)	4.52	8	Côte-d'Or	1.81
50	Eure-et-Loir	4.49	7	Tarn	1.53
49	Dordogne	4.37	6	Vienne	1.48
48	Indre-et-Loire	4.35	5	Pyrénées (Hautes-)	1.27
47	Meuse	4.34	4	Alpes (Basses-)	1.25
46	Corse	4.31	3	Somme	1.22
45	Pyrénées (Basses-)	4.16	2	Aube	1.09
44	Meurthe	4.05	1	Saône (Haute-)	0.70

Il résulte des trois tableaux qui précèdent, que les Aveugles au-dessous de vingt et un ans, du sexe masculin, sont distribués en France d'une manière à peu près égale, quel que soit le degré de latitude.

On ne remarque pas, en effet, de distinction possible à établir entre les départements du nord, du centre et du midi, comme il nous a été facile de le faire précédemment pour les Aveugles de tous les âges.

La distribution des Aveugles au-dessous de vingt et un ans, ne dépendant ni de la position plus ou moins australe des départements, ni de leur niveau plus ou moins élevé, on est amené à penser que les causes de cécité, à cette époque de la vie, sont toutes spéciales et tiennent, non à des circonstances générales qui agiraient sur toute la surface d'un département, mais plutôt à des causes particulières dont l'influence ne se ferait sentir que dans un cercle étroit, soit une ou deux communes, soit un hameau ou un village.

Nos tableaux permettront d'apprécier le nombre de ces infortunés qui se trouvent dans chaque département.

Cette connaissance peut être précieuse pour les besoins de l'organisation de l'enseignement des Aveugles, et pour travailler à prévenir les maladies ou les accidents qui occasionnent la cécité.

CHAPITRE III

STATISTIQUE DES AVEUGLES DE DIVERS ÉTATS D'EUROPE ET D'AMÉRIQUE

§ I

EUROPE

Pour établir la statistique des Aveugles des diverses nations de l'Europe, nous nous sommes adressé à leurs gouvernements respectifs, et aux ministres qui représentent la France auprès de ces gouvernements.

Plusieurs États, comme l'Angleterre, la Belgique, la Prusse, l'Italie, l'Espagne, opèrent le recensement de la population d'après un système qui se rapproche beaucoup de celui adopté en France.

D'autres, comme la Russie et l'Autriche, qu'on ne voit pas figurer dans nos tableaux, ne se sont pas occupés de dresser la statistique des infirmes.

Les nombreux documents que nous avons étudiés sur l'empire russe, nous ont démontré qu'il n'a été dressé jusqu'à présent, dans cet État, que le recensement des personnes qui acquittent l'impôt ; or, comme le clergé et la noblesse en sont exempts, on les laisse en dehors, de même que les peuplades nomades de l'Arckangel, de la Sibérie, etc. ; en sorte que les chiffres officiels de la population peuvent être considérés comme incomplets et n'offrant, d'ailleurs, dans l'ensemble, que des résultats problématiques.

Il nous a été impossible également d'obtenir la statistique des Aveugles de l'empire d'Autriche; elle n'existe pas. Les tableaux statistiques officiels parlent de beaucoup de choses, mais gardent un silence absolu à ce sujet.

L'Italie vient d'entrer dans la voie du progrès, et les tableaux que nous avons établis d'après des documents officiels qui nous ont été fournis (en 1865), avec empressement, par le gouvernement italien et le ministre des affaires étrangères, nous permettent d'offrir une statistique complète des Aveugles et des Sourds-Muets de ces États. (Voir tableau 12.)

Nous donnons, dans les tableaux suivants, le nombre des Aveugles de divers États de l'Europe, et leur rapport avec la population.

Le tableau n° 10 contient le résultat des recensements antérieurs à 1860; le tableau n° 11 contient le résultat des derniers recensements.

TABLEAU N° 10.

Rapport des Aveugles à la population avant 1860.

ÉTATS	ÉPOQUE du RECENSEMENT	AVEUGLES RECENSÉS	NOMBRE D'HABITANTS pour 1 AVEUGLE
Prusse	1849	9.579	1.724
Bavière	1840	3.020	1.470
Saxe	1849	1.563	1.212
Écosse	1841	2.385	1.008
Belgique	1835	3.892	998
France	1851	37.662	952
Irlande	1851	7.587	864
Norvége	1845	2.753	482

TABLEAU N° 11.

Rapport des Aveugles à la population après 1860.

ÉTATS	ÉPOQUE du RECENSEMENT	AVEUGLES RECENSÉS	NOMBRE D'HABITANTS pour 1 AVEUGLE
Prusse	1861	10.701	1.728
Belgique	1864	2.743	1.688
Hollande	1860	1.997	1.666
Suède	1863	3.095	1.300
Saxe	1861	1.606	1.388
France	1861	30.780	1.214
Écosse	1861	2.820	1.086
Italie	1861	20.714	1.051
Pays de Galles	1861	19.352	1.037
Irlande	1861	6.879	843
Iles du Détroit	1861	197	728
Espagne	1861	17.379	900

§ II

ITALIE

TABLEAU N° 12.

Rapport des Aveugles à la population, en Italie.

Nos D'ORDRE	PROVINCES	NOMBRE d'Aveugles sur 10,000 habitants.	Nos D'ORDRE	PROVINCES	NOMBRE d'Aveugles sur 10,000 habitants.
59	Cagliari	25.60	29	Bologna	9.13
58	Girgenti	22.73	28	Benevento	8.85
57	Catania	21.73	27	Abruzzo Citeriore	8.61
56	Noto	16.05	26	Principato Ulteriore	8.43
55	Caltanisseta	15.41	25	Terra di Otranto	8.31
54	Sassari	15.26	24	Abruzzo Ulteriore II	8.17
53	Trapani	14.00	23	Reggio nell' Emilia	7.92
52	Pisa	13.65	22	Sondrio	7.92
51	Palermo	13.11	21	Calabria Ulteriore II	7.83
50	Ascoli Piceno	12.95	20	Calabria Ulteriore I.	7.61
49	Macerata	12.50	19	Genova	7.47
48	Arezzo	12.34	18	Modena	7.25
47	Sienna	12.30	17	Ferrara	7.23
46	Terra di Bari	12.19	16	Principato Citeriore	7.13
45	Pesaro e Urbino	12.04	15	Cuneo	7.06
44	Messina	11.80	14	Cremona	7.03
43	Calabria Citeriore	11.70	13	Piacenza	6.90
42	Ancona	11.03	12	Novara	6.78
41	Basilicata	10.91	11	Massa e Carrara	6.75
40	Capitanata	10.70	10	Molise	6.53
39	Firenze	10.42	9	Brescia	6.51
38	Parma	9.84	8	Torino	6.48
37	Umbria	9.76	7	Bergamo	6.03
36	Forli	9.66	6	Pavia	5.90
35	Porto Mauricio	9.64	5	Como	5.42
34	Ravenna	9.64	4	Grossetti	5.16
33	Lucca	9.62	3	Milano	4.60
32	Napoli	9.49	2	Livorno	4.02
31	Abruzzo Ulteriore I.	9.43	1	Alessandria	3.80
30	Terra di Lavoro	9.18			

Ce qui frappe dans le tableau qui précède, c'est le nombre considérable d'Aveugles que l'on rencontre en Sardaigne (Cagliari, Sassari), et en Sicile (Girgenti, Catania, Noto, Calsanisseta, Trapani, Palermo, Messina).

Au contraire, la Lombardie et le Piémont en présentent une proportion très-faible ; ainsi, Alexandrie, Côme, Turin, n'en comptent que 4 ou 5 pour 10,000 individus.

Le reste de la Péninsule ou Italie proprement dite, malgré sa position méridionale, n'a pas proportionnellement plus d'Aveugles que la France.

Nous résumons dans le tableau suivant le rapport des Aveugles à la population :

1° Pour l'Italie (Péninsule);

2° Pour la Sardaigne ;

3° Pour la Sicile.

PROVINCES	NOMBRE D'AVEUGLES pour 10.000 habitants.	NOMBRE D'HABITANTS pour 1 Aveugle.
Italie (Péninsule)	8.62	1.160
Sardaigne	20.43	489
Sicile	16.40	609

§ III

AMÉRIQUE

La statistique des États-Unis de l'Amérique du Nord, où le gouvernement fait opérer tous les dix ans le recensement général de la population, nous fournit les renseignements suivants :

En 1830, sur une population de 12,860,702 habitants, il y avait 5,444 Aveugles.

Le recensement de 1840 a donné sur 17,062,565 habitants, 6,985 Aveugles, dont 5,024 pour 14,189,218 blancs, et 1,961 pour 2,872,347 hommes de couleur.

Le recensement de 1850 donne pour la population blanche 1 Aveugle sur 2,445 habitants.

Le dernier recensement, effectué en 1860 dans les trente-quatre Etats et les six territoires de l'Union, a révélé 12,631 Aveugles pour une population de 31,642,117 habitants ou 1 Aveugle sur 2,505 individus.

Il résulte des chiffres fournis par les recensements de 1830, 1840, 1850 et 1860, que la moyenne des Aveugles aux États-Unis est de 1 pour environ 2,500 habitants ou la moitié de la moyenne générale des divers États de l'Europe.

Nous donnons dans le tableau nº 13 le rapport des Aveugles à la population d'après le recensement de 1840. Dans le même tableau, nous établissons le rapport des Aveugles à la population libre ou esclave, d'après les états officiels dressés en 1860.

TABLEAU N° 13 (1)

ÉTATS ET TERRITOIRES		RAPPORT DES AVEUGLES A LA POPULATION			
		Recensement de 1840		Recensement de 1860	
		RACE BLANCHE	RACE de COULEUR	LIBRES	ESCLAVES
1° États du Nord (Libres)					
Maine	1 Aveugle pour...	2.778	135	2.696	»
New-Hampshire	— ...	1.856	175	2.206	»
Vermont	— ...	2.883	365	1.903	»
Massachussetts	— ...	2.367	394	2.472	»
Rhode-Island	— ...	1.676	3.243	2.054	»
Connecticut	— ...	2.101	625	3.027	»
New-York	— ...	2.718	549	2.199	»
New-Jersey	— ...	2.790	835	3.230	»
Pensylvanie	— ...	3.102	499	2.448	»
Delaware	— ...	3.904	1.084	2.629	»
Ohio	— ...	4.038	525	2.602	»
Michagan	— ...	8.462	177	2.595	»
Indiana	— ...	5.027	377	2.548	»
Illinois	— ...	5.462	392	3.617	»
Viskonsin	— ...	3.416	»	3.526	»
Iowa	— ...	14.308	63	3.515	»
MOYENNE POUR LES ÉTATS DU NORD.		3.068	530	2.710	»
2° États du Sud à Esclaves					
Maryland	1 Aveugle pour...	1.925	1.665	2.272	2.564
District de Colombie	— ...	5.111	1.450	»	»
Virginie	— ...	1.739	1.070	1.984	2.115
Kentucky	— ...	2.501	1.344	1.755	»
Missouri	— ...	3.949	1.424	2.727	1.915
Arkansas	— ...	3.968	2.250	2.749	4.273
Tennésée	— ...	2.512	1.905	1.908	2.356
Caroline du Nord	— ...	2.174	1.608	1.687	1.751
Caroline du Sud	— ...	1.948	2.149	1.761	3.353
Géorgie	— ...	2.997	1.878	2.003	2.458
Floride	— ...	2.105	1.634	5.245	2.940
Alabama	— ...	2.966	2.662	2.594	3.816
Mississipi	— ...	4.164	2.849	2.413	3.764
Louisiane	— ...	4.282	5.387	3.365	2.811
Californie	— ...	»	»	6.030	»
MOYENNE DES ÉTATS DU SUD...		2.410	1.749	2.821	2.843
MOYENNE POUR TOUS LES ÉTATS.		2.824	1.465	2.765	2.843
Moyenne générale, sans distinction de race (2).		2.144		2.804	

(1) Les États du Kansas, de Minnesota, de l'Orégon et les territoires du Dacota, de Nabraska, du Nouveau-Mexique, d'Utha et de Washington, ne figurent pas dans ce tableau. Leur population peu élevée et leur nombre fort restreint d'Aveugles, ne permettent pas d'établir des chiffres proportionnels rigoureux.

(2) Voir page 360 pour le nombre total des Aveugles aux États-Unis en 1860, et la moyenne générale pour la population entière.

Tous ces États sont rangés, suivant leur situation plus ou moins septentrionale; or, il est à remarquer qu'à peu d'exceptions près, dans la population blanche, les Aveugles sont, de même qu'en France, proportionnellement plus nombreux dans les États du nord et dans les États du midi, que dans les États intermédiaires.

Quant aux Aveugles de couleur, leur nombre est beaucoup plus grand dans les Etats libres du nord que dans les États du sud, où existait l'esclavage.

Il est encore digne de remarque que, dans le même Etat, une disproportion considérable existe entre les Aveugles blancs et les Aveugles de couleur. Ainsi, dans le Michigan, où la population blanche n'offre qu'un Aveugle sur 8,462 habitants blancs, on compte un Aveugle sur 177 noirs; et le district de Jowa, qui présente la plus faible proportion d'Aveugles sur la population blanche, est en même temps celui qui présente la proportion la plus forte d'Aveugles sur la population de couleur, puisqu'il compte un Aveugle sur 63 noirs, et n'en compte qu'un sur 14,308 blancs.

Quant à la différence entre les pays de montagnes et les pays de plaines, nous avons vu qu'en France elle n'est pas sensible. Il en serait peut-être différemment dans les États-Unis, où le moins grand nombre proportionnel d'Aveugles blancs se fait remarquer dans l'Ohio, le Michigan, l'Indiana, l'Illinois, le Wisconsin, le Jowa, et parmi les États du sud, dans le Missouri, tous pays de montagnes, ou du moins de l'intérieur, c'est-à-dire écartés du bord de la mer.

A l'inverse de la population blanche, c'est dans ces mêmes pays que l'on rencontre le plus d'Aveugles noirs.

Cela pourrait s'expliquer par cette considération que, dans les parties intérieures du sud des États-Unis d'Amérique, le sol est ordinairement élevé ; à peu de distance de la mer, on rencontre les monts Alleghany ; il n'est donc pas étonnant que l'influence de la chaleur s'y fasse moins sentir sur les blancs. Les noirs s'y trouvent dans toutes autres conditions; nés sous le soleil ardent de l'Afrique, ils se trouvent mal d'une température moyenne et surtout variable.

CHAPITRE IV

RAPPORT DES AVEUGLES SUIVANT LES SEXES, EN EUROPE

Dans toutes les nations de l'Europe, à l'exception de l'Italie, le nombre des femmes est supérieur à celui des hommes.

En France, cette supériorité, très-forte en 1821, à l'issue de nos grandes guerres (51.43 pour 100), a progressivement diminué, pour tomber, en 1861, à 50,13 pour 100.

D'après ces données, on pourrait être porté à croire que le nombre des Aveugles du sexe féminin est supérieur à celui du sexe masculin; il n'en est cependant pas ainsi :

En 1856, le nombre des Aveugles, en France, était de 21,005 du sexe masculin, et de 17,408 du sexe féminin; ce qui donnait le rapport de 120 hommes pour 100 femmes.

En 1861, cette différence est encore plus marquée; le rapport est de 129 hommes pour 100 femmes.

En Prusse, en Belgique, en Hollande, en Espagne, en Suisse et en Italie, les Aveugles du sexe masculin sont, de même qu'en France, plus nombreux que ceux du sexe féminin.

La Suède, la Norwége, l'Irlande, la Bavière et la Saxe ont au contraire plus d'Aveugles du sexe féminin que du sexe masculin.

La surdi-mutité, de même que la cécité, est plus fréquente dans la plupart des États de l'Europe, chez les hommes que chez les femmes.

Nous verrons, dans notre statistique des Sourds-Muets, qu'en France la supériorité numérique du sexe masculin sur le sexe féminin est d'environ un tiers.

Nous donnons dans le tableau numéro 14 le nombre des Aveugles des deux sexes dans les divers États de l'Europe.

TABLEAU N° 14.

Proportion des Aveugles, suivant les sexes en Europe.

ÉTATS	ÉPOQUE des Recensements (1)	NOMBRE D'AVEUGLES du Sexe masculin.	NOMBRE D'AVEUGLES du Sexe féminin
Prusse	1849	5.111	4.468
Belgique	1864	1.439	1.304
Hollande	1859	1.131	861
Suède	1839	1.219	1.429
Norwége	1839	1.021	1.090
Saxe	1849	733	790
France	1861	17.371	13.409
Irlande	1851	3.588	3.999
Espagne	1861	9.503	7.876
Bavière	1840	1.483	1.537
Italie	1861	11.796	8.918

(1) Les derniers recensements, dans quelques États, ne donnant aucun renseignement sur la répartition des Aveugles, suivant les sexes; nous avons eu recours aux recensements antérieurs.

CHAPITRE V

CAUSES DIVERSES AUXQUELLES ON PEUT RAPPORTER LA CÉCITÉ

Les tableaux précédents que nous avons dressés d'après les documents du recensement général et du recrutement militaire, démontrent que le nombre proportionnel des Aveugles est extrêmement variable, non-seulement d'un pays à un autre, mais encore dans les différentes zones d'une même contrée.

On a cherché à se rendre compte de ces différences, et, de leur examen attentif, on a essayé de tirer quelque induction générale pour l'étiologie de la cécité.

C'est ainsi que M. Zeune est arrivé à donner sur ce point à la latitude une importance capitale (1).

Suivant lui, le nombre des Aveugles, sans distinction d'âge, serait considérable dans les régions septentrionales ; moins grand dans les zones tempérées, et redeviendrait d'autant plus grand que l'on avancerait davantage vers l'équateur, où il atteindrait le maximum.

Il y aurait :

Du 20ᵉ au 30ᵉ degré de latitude	1	Aveugle sur	100	indiv.
Du 30ᵉ au 40ᵉ —	1	—	300	—
Du 40ᵉ au 50ᵉ —	1	—	800	—
Du 50ᵉ au 60ᵉ —	1	—	1.400	—
Du 60ᵉ au 70ᵉ —	1	—	1.000	—

(1) Zeune Belizar, oder über Blinde und blinden Anstalten. Berlin.

Cette évaluation, basée exclusivement sur la latitude, n'a pas la valeur absolue qu'on a voulu lui attribuer.

Il est bien vrai que le nombre des Aveugles est proportionnellement plus élevé dans les régions polaires et équatoriales; mais il est impossible d'admettre, comme règle, les rapports précis de l'échelle de M. Zeune.

Nos recherches les contredisent, et l'observation la plus simple démontre d'ailleurs que, s'il faut donner une réelle importance à la latitude, dans l'étiologie de la cécité, cette importance ne saurait dominer les autres causes de cécité indépendantes de la situation géographique.

Examinons d'abord les chiffres de notre relevé statistique en les comparant avec ceux de l'échelle de M. Zeune.

Nous avons vu, pour la France, que les départements où l'on trouve le moins d'Aveugles sont ceux du centre, que ceux qui en ont le plus sont ceux du midi, et que ceux du nord occupent un rang intermédiaire. Cela ne concorde pas avec l'observation de l'auteur allemand qui place le minimum d'Aveugles vers le 55e degré de latitude; les départements du nord, se trouvant plus rapprochés que ceux du centre de ce degré, devraient compter moins d'Aveugles que ces derniers, et c'est cependant le contraire qui a lieu; quant au chiffre total des Aveugles en France, il est encore en désaccord avec l'échelle proportionnelle qui exagère ce nombre de près de 15,000.

Il en est de même pour l'Italie qui, par sa position, devrait, d'après cette échelle, avoir 1 Aveugle pour environ 500 habitants, et qui n'en a que 1 pour 1160 (*Voir tableau n° 12*).

D'après ces mêmes règles, posées par M. Zeune, deux contrées, situées sous les mêmes degrés de latitude, devraient compter une proportion égale d'Aveugles ; mais les chiffres de la statistique démontrent souvent le contraire. La Prusse et l'Irlande, qui répondent l'une et l'autre à la quatrième catégorie de l'échelle de M. Zeune, nous en offrent un exemple. La Prusse comptait, en 1849, 1 Aveugle pour 1,724 individus, et, en 1861, 1 pour 1,728 ; tandis que l'Irlande en comptait près du double en 1850 comme en 1861, c'est-à-dire 1 pour 864 en 1850 et 1 pour 843 en 1861. Il en est de même pour la Suède et pour la Norwége qui sont comprises entre les mêmes degrés de latitude et qui, d'après l'échelle proportionnelle, devraient l'une et l'autre avoir 1 Aveugle pour 1,000 habitants ; il n'en est cependant pas ainsi. Nous trouvons, en effet, que la Norwége, pour une population de 1 million 194,827 habitants, avait 2,111 Aveugles ou 1 pour 566 individus ; la Suède, au contraire, d'après les documents statistiques officiels de 1855, qui nous ont été communiqués par le gouvernement suédois, n'a que 2,566 Aveugles sur une population de 3 millions 639,332 habitants, ce qui fait 1 pour 1,418, c'est-à-dire les deux cinquièmes seulement de ce que l'on a observé en Norwége.

Si dans son application aux pays limitrophes ou placés sur les mêmes parallèles, que l'on compare l'un à l'autre, la loi de M. Zeune nous paraît en défaut ; elle semble exacte, au contraire, lorsqu'on en fait l'application à une grande étendue de pays. On reconnaît ainsi qu'elle est dans la vérité en plaçant entre le 50e et le 60e degré de latitude, c'est-à-dire en Prusse, en Bavière, en Saxe, en Belgique, en Suède, la proportion d'Aveugles la plus faible; cela est conforme aux tableaux, numéros 10 et 11 que nous avons donnés (page 36), des divers États de l'Europe.

C'est donc dans les pays où la température est un peu au-dessous de la moyenne qu'il y a le moins d'Aveugles; ainsi, la France est moins favorisée à cet égard que la Belgique, la Prusse, la Suède, la Hollande et la Saxe.

En résumé, l'influence de la latitude sur la proportion plus ou moins grande d'Aveugles nous semble démontrée; mais elle n'est point telle que l'a déterminée M. Zeune.

Les causes prédisposantes de cécité sont en effet fort diverses, et, pour deux contrées situées sous une même latitude, elles pourraient être nombreuses dans l'une et rares dans l'autre.

C'est évidemment à ces causes multiples, isolées ou réunies, qu'il faut demander l'explication des variations dans la proportion d'Aveugles pour chaque localité.

Après avoir parlé de la latitude, énumérons rapidement les autres causes générales :

1° *Le voisinage des mers.* — Nous remarquons parmi les départements de la France que ceux du littoral, et principalement ceux baignés par la Manche et la Méditerranée : la Corse, l'Hérault, l'Aude, le Var, le Gard, les Alpes-Maritimes, les Pyrénées-Orientales, les Côtes-du-Nord, l'Eure, le Finistère, le Calvados, la Manche, sont compris parmi ceux qui renferment le plus grand nombre d'Aveugles.

La même remarque doit être faite pour le royaume d'Italie. Les provinces d'Alexandrie, Milan, Turin et la plus grande partie du Piémont et du Lombard-Vénitien, présentent une moyenne de 5 ou 6 Aveugles pour 10,000 habitants, tandis qu'en Sardaigne et en Sicile cette proportion est de 25,60 pour 10,000. (*Voir page 38.*)

En France, les départements du littoral de l'Océan en ont cependant moins que les départements du littoral méditerranéen.

2° *L'altitude au-dessus du niveau de la mer.* — Les tableaux numéros 4 et 5 ont montré les départements les plus élevés au-dessus du niveau de la mer, classés parmi ceux qui ont le plus d'Aveugles. Des recherches faites à ce point de vue sur plusieurs parties de la Prusse et de la Suisse ont fait voir, au contraire, que les Aveugles se trouvaient en plus grand nombre dans les contrées plates que dans les régions alpestres.

Le recensement de 1837, établi par province, présente, en effet, la Prusse orientale, contrée plate, comme ayant un nombre d'Aveugles supérieur, de près de moitié, à celui de la Prusse occidentale, contrée montagneuse et plus élevée que la précédente au-dessus du niveau de la mer; la première renfermait 1 Aveugle pour environ 1,094 individus et la seconde 1 pour 1,808 ; mais cette différence sera expliquée, abstraction faite de l'altitude, si l'on considère que la partie orientale de la Prusse est marécageuse, pauvre, à température variable, et située sur le littoral de la mer Baltique dont l'influence doit se faire sentir comme celle de la Méditerranée sur le midi de la France ; tandis que la partie occidentale est généralement riche et d'un climat plus favorable.

Constatons toujours qu'en France, les départements les plus élevés au-dessus du niveau de la mer, Hautes-Alpes, Cantal, Lozère, Haute-Loire, Jura, Hautes-Pyrénées, Vosges, Doubs, Haute-Marne, Ariége, sont classés parmi ceux qui ont le plus d'Aveugles.

Afin de rendre cette observation plus évidente, nous avons comparé, à l'aide des tableaux du recensement de 1856, les quarante-trois départements les plus montagneux aux quarante-trois autres, et nous avons trouvé :

Pour les 43 départ.	montagneux	114 Av.	pour 100,000	hab.
—	de plaine...	100	—	—
—	moyenne...	107	—	—

3° *Action de la lumière.* — L'exposition à une lumière brillante prédispose évidemment aux affections oculaires qui peuvent amener la cécité ; mais la France, dans toute son étendue, jouit d'une lumière trop uniforme pour que nous puissions invoquer cette cause générale, pour expliquer la proportion plus faible d'Aveugles dans les départements du centre que dans ceux du midi et du nord.

Il est certain, au contraire, que le nombre d'Aveugles, plus considérable au pôle et à l'équateur, doit être surtout attribué à l'action de la lumière solaire réfléchie par les neiges et les glaces au nord, et par le sol ardent au midi ; action qui, après une surexcitation prolongée, finit par faire perdre aux organes de la vision leur sensibilité fonctionnelle.

Cette cause prédisposante n'est cependant pas la seule dans les contrées dont nous parlons. Citons, pour la Norwége par exemple, les changements brusques de température qui sont fréquemment le point de départ d'ophthalmies graves ; pour le sud, les vents chargés de poussière brûlante, la sécheresse de l'air, etc. Il faudrait spécialement passer chaque pays en revue pour arriver à se rendre compte de tout ce qui peut atteindre les organes de la vue. On verrait alors que ce n'est pas d'une seule cause prédisposante qu'il est question ici, mais d'une série d'influences particulières et locales qui se réunissent pour produire le nombre proportionnel d'Aveugles plus ou moins élevé; nous trouverions chez certains peuples des habitudes spéciales, des façons de vivre funestes à l'organe de la vue. Ainsi, en Laponie, les habitants, pour se garantir du froid, vivent pendant une grande partie de l'année sous terre ou dans des cabanes presqu'entièrement enterrées, éclairées seulement par une lumière artificielle jaunâtre.

Il n'est pas douteux que le passage subit de cette nuit à l'éclat resplendissant du soleil sur la neige, ne doive être pour beaucoup dans le grand nombre de cas de cécité qu'on rencontre au pôle. Une autre coutume non moins funeste chez ce peuple, c'est de vivre durant l'été au milieu d'une épaisse fumée, pour se garantir de la piqûre des insectes.

De là encore des ophthalmies, que la misère et l'ignorance des habitants rendent incurables et qui amènent souvent la perte de la vue.

4° *Variations atmosphériques*. — Le contraste entre la chaleur du jour et la fraîcheur de la nuit, les fréquents changements de température, nous semblent expliquer, avec le voisinage de la Méditerranée, la proportion plus considérable d'Aveugles dans les départements du midi de la France, mais cette influence doit se faire sentir d'une manière plus sensible dans les régions voisines de l'équateur, telles que le Maroc, l'Égypte, la Nubie, où les variations atmosphériques sont si brusques.

5° La *misère*, accompagnée du défaut de soins hygiéniques, s'ajoute aux autres influences diverses pour produire dans la Lozère, le Cantal, les Hautes-Pyrénées, les Basses-Pyrénées, les Hautes-Alpes, les Basses-Alpes, l'Ariége, la Corrèze, la Corse, les Pyrénées-Orientales, qui sont les départements les plus pauvres de France, le nombre proportionnellement plus considérable d'Aveugles que nous y avons reconnus.

En terminant cette énumération, nous devons faire remarquer que, dans la répartition proportionnelle des Aveugles suivant les diverses contrées du globe, ce que nous avons dit des influences cosmiques n'est vrai que si l'on comprend dans les termes de comparaison, comme nous l'avons fait d'ailleurs, tous les Aveugles indistinctement des deux sexes et de tout âge.

L'agglomération de la population dans les grands centres comme Paris, Lyon, Bordeaux, Nantes, Lille, ne semble pas favorable au développement de la cécité. Nous ne trouvons pas, en effet, classés parmi les départements qui ont le plus d'Aveugles ceux de la Seine, du Rhône, de la Gironde, de la Loire-Inférieure et du Nord.

L'union entre personnes d'une même famille, issues de parents affectés d'altérations du sens de la vue, prédispose dans certains cas à des affections de même nature; mais l'union entre collatéraux dont les ascendants et eux-mêmes sont exempts de maladies des yeux et de causes prédisposantes, n'engendre en aucune façon la cécité.

Les observations que nous avons faites depuis vingt ans, en France, et dans le cours de nos missions, nous ont toujours paru conformes aux principes que nous venons d'établir.

Ce n'est pas l'union entre individus issus d'une même famille qui devient cause occasionnelle de cécité, c'est plutôt l'association de sujets atteints de certaines infirmités ou de mauvais tempéraments. Nous développerons de nouveau ces idées dans un travail comparatif d'étiologie sur les Sourds-Muets, les Aveugles, les Idiots et les Aliénés.

CHAPITRE VI

CÉCITÉ CONGÉNIALE.

Nous allons maintenant établir, ainsi que nous l'avons annoncé, que le nombre des cécités congéniales est tellement restreint qu'on doit considérer ces cas comme de véritables exceptions.

Depuis longtemps cette opinion était pour nous une vérité, et l'observation de tous les jours l'a confirmée pleinement.

Tous les Aveugles dits de naissance que nous avons examinés, soit parmi les élèves de l'Institution impériale ou de nos écoles municipales, soit dans les hôpitaux et les hospices, soit à notre clinique, soit enfin dans les établissements réservés aux Aveugles, en Allemagne, en Autriche, en Angleterre, en Belgique, en Suisse, en Italie, etc., nous ont constamment présenté (sauf de très-rares exceptions) des altérations de l'œil dont la cause et le développement paraissaient postérieurs à la naissance.

Interrogés dans ce sens, la plupart de ces individus, après nous avoir affirmé d'abord qu'ils avaient toujours été privés de la vue, finissaient par témoigner qu'ils se souvenaient d'avoir pu, dans leur enfance, distinguer clairement certains objets ou fournir des renseignements émanés de leurs familles qui établissaient ces mêmes faits (1).

(1) Les parents qui présentent leurs enfants Aveugles ou Sourds-Muets dans nos maisons d'éducation déclarent souvent que leur infirmité est congéniale, espérant par là inspirer plus d'intérêt et leur créer un droit de plus à l'admission.

Toutes ces observations nous ont conduit à admettre que généralement les cécités dites congéniales, à part les cas d'abnormités intéressant le globe oculaire ou le cerveau, qu'il faut éliminer dans cet examen, sont le résultat de lésions produites dans la première enfance.

Sur 11,163 Aveugles dits de naissance que nous avons examinés avec soin, nous en avons rencontré deux seulement dont l'infirmité ne pouvait être expliquée par une affection postérieure à la naissance ou par une blessure produite, soit après, soit pendant l'accouchement.

Les nombreuses variations que l'on rencontre dans les chiffres des recensements, l'inexactitude des observations sur la nature de l'affection et l'époque précise où elle est survenue proviennent, comme nous l'avons déjà fait connaître, de la manière dont le dénombrement est fait.

Il est impossible d'expliquer autrement pourquoi le chiffre des Aveugles dits de naissance, qui était de 7,334 en 1856, n'est plus que de 4,666 en 1861. (Voir page 20.)

Les documents nombreux que nous avons recueillis auprès des accoucheurs les plus distingués des diverses contrées de l'Europe, et en particulier de la France, sont venus confirmer notre manière de voir.

A Paris, où l'hôpital, la Maternité, spécialement réservé aux femmes en couches, compte à lui seul 322 lits, c'est-à-dire 122 de plus que les huit hôpitaux de Londres affectés à la même destination ; à Paris, où un nombre considérable de lits est réservé aux femmes en couches, non-seulement à l'hôpital des cliniques, mais encore dans les divers hôpitaux, et où les enfants abandonnés qui naissent dans ces divers établissements sont l'objet d'une surveillance et d'une observation rigoureuse de la part des médecins désignés par l'administration des hôpitaux; à Paris, où le champ d'observation est vaste et facile, nous n'avons appris aucun fait qui contredise les principes que nous avons posés.

Les observations particulières des médecins et des sages-femmes, dans la pratique civile, viennent également corroborer nos premières assertions.

D'après les renseignements que nous avons pris auprès de l'administration centrale, du directeur de la Maternité et des médecins, on n'a pas remarqué dans cet hôpital, sur environ 12,000 naissances survenues dans un intervalle de six ans, un *seul* cas de cécité congéniale.

Les documents que nous avons recueillis à l'hôpital des cliniques, où la moyenne des naissances est de 900 par an, ne sont pas moins concluants.

La sage-femme en chef, qui est dans cet hôpital depuis 1834, affirme n'avoir eu connaissance, depuis cette époque, que *d'une seule* naissance d'enfant Aveugle; M. le professeur Dubois, qui avait fait l'accouchement, trouva le cas si extraordinaire qu'il en fit de suite le sujet d'une leçon clinique.

M. le docteur Schmit, professeur de clinique et médecin de l'hôpital pour les femmes en couches à Saint-Pétersbourg, nous a communiqué un rapport basé sur quarante années de pratique; il ne se rappelle avoir observé, pendant ce long intervalle de temps, qu'un ou deux cas de cécité congéniale.

Nos investigations à l'hospice de Bicêtre ont donné le

résultat suivant : sur 200 Aveugles admis dans cet établissement, nous n'en avons rencontré que trois qui n'ont pu nous donner des renseignements suffisants, pour contredire leur déclaration de cécité congéniale. Ces individus, abandonnés de leurs parents, dès leur bas âge, étaient hors d'état de pouvoir s'expliquer sur la nature de leur infirmité qui, lors de notre examen, nous a paru acquise postérieurement à la naissance.

Nos recherches à la Salpêtrière et dans les autres hospices de Paris, nous ont conduit au même résultat.

Que pèsent, en regard de faits si concluants, les tableaux statistiques du recensement et du recrutement, qui ne reposent que sur de simples déclarations recueillies par les employés et les assertions vagues de quelques oculistes, qui n'ont observé les enfants atteints de cécité que plusieurs semaines ou même plusieurs mois après leur naissance?

Les témoignages qui nous sont fournis par les médecins anglais sont peu précis. Les uns sont empreints d'une sorte d'hésitation et de réserve sur la fréquence plus ou moins grande de la cécité congéniale, les autres sont remplis d'affirmations ne reposant pour la plupart que sur des faits d'anatomie pathologique du fœtus, à notre avis peu concluants.

Ceux d'entre eux qui, par leur position, semblent avoir été à même de faire les plus nombreuses observations, disent n'avoir rencontré parmi les enfants nouveau-nés, qu'un ou deux cas de cécité congéniale.

De tous les faits rapportés par ces docteurs à l'appui de la cécité congéniale, il n'y en a qu'un qui soit présenté d'une manière positive.

M. Chuloch, qui est à la tête de la célèbre Maternité de Dublin, a vu *un* enfant qui avait la cornée opaque en naissant.

Il se borne à citer ce fait, sans autre détail et sans aucune remarque relative à la question qui nous occupe.

M. Critchett, oculiste très-distingué, se borne à admettre l'existence de la cataracte intra-utérine et n'en rapporte aucun exemple.

M. Wilde, autre oculiste anglais, auteur d'un ouvrage spécial sur les affections congéniales de l'œil, ne précise rien en faveur de l'opinion contraire à la nôtre.

M. Davis, tout en disant qu'il n'a pas les éléments nécessaires pour nier ou affirmer la justesse de notre manière de voir, est porté à reconnaître cependant que la plupart des cécités considérées comme congéniales, sont survenues après la naissance.

Le docteur Critchett dit avoir vu souvent dans les premières semaines de la naissance, au moment où la pupille était parfaitement libre, des cataractes entièrement formées. Il a rencontré des cas où l'opacité était limitée au noyau du cristallin et où tout démontrait le développement intra-utérin de cette affection. Il pense que le fœtus, bien qu'il ne l'ait pas observé, peut être atteint d'amaurose.

Dans diverses recherches sur l'anatomie pathologique du fœtus, nous avons fait des observations qui prouvent de la manière la plus évidente que l'enfant, pendant la vie intra-utérine, est soumis à diverses affections, mais que ces affections, comme nous le démontrerons dans un autre travail, ont rarement pour siége les organes de la vue et de l'ouïe.

Les observations que nous avons faites de 1849 à 1852, lors de nos missions en Belgique, en Allemagne, en Suisse, en Angleterre et en Italie, concordent avec celles que nous avons recueillies à Paris.

Récemment (1865), M. le docteur Muricy, directeur de l'Institut des Aveugles de Berlin, nous écrivait, comme celui de Vienne et celui de Saint-Pétersbourg, que le plus grand nombre des Aveugles de leurs établissements avaient été atteints de cécité, peu de jours après leur naissance, par suite d'ophthalmies diverses.

A ces résultats, fournis par l'observation clinique dans les hôpitaux, en France et à l'étranger, nous pouvons ajouter les faits cliniques qui se sont passés sous nos yeux depuis l'année 1842.

Le nombre des malades qui vient réclamer nos soins, soit à notre consultation gratuite, soit dans les établissements dont le service médical nous est confié, soit dans notre pratique particulière, est en moyenne de 12,000 par an.

Or, dans une pratique de vingt-trois années, on nous a présenté divers cas d'affections congéniales, qui tous n'entraînaient pas la cécité et n'avaient de commun que leur origine intra-utérine.

Voici l'énumération de tous ces faits, dont plusieurs nous ont paru douteux, quant au caractère congénial qu'on leur attribuait :

1° Deux cas d'amaurose congéniale, dont un était compliqué de staphylome pellucide de la cornée (faits douteux) :

2° Un seul cas d'occlusion complète de la pupille (mais pour un œil) ;

3° Cinq cas de strabisme, dont quatre convergents ;

4° Sept cas d'atrophie du globe oculaire ou du nerf optique ;

5° Onze cas d'héméralopie ;

6° Sept cas de nyctalopie ;

7° Trois cas d'iritis syphilitique ;

8° Deux cas d'opacité de la capsule cristalline.

9° Nous avons rencontré plusieurs familles ayant cinq et même six enfants atteints d'amaurose remontant, d'après l'opinion des médecins, à la vie intra-utérine.

L'exposé de la plupart des auteurs qui se sont occupés d'ophthalmologie, prouve également en faveur de la rareté de la cécité congéniale :

Scarpa parle de l'ophthalmie aiguë à laquelle les enfants sont sujets dans les premiers mois de leur existence, mais ne dit rien des affections intra-utérines. Il raconte seulement que Cheselden fit le premier une pupille artificielle à un jeune enfant qui était Aveugle-né ; et il n'ajoute aucune remarque à ce fait.

Wengel, à propos de la cataracte, mentionne en passant, sans s'y arrêter, des observations un peu vagues d'enfants nés Aveugles.

Demours prétend que la cataracte est quelquefois héréditaire (1). « J'ai opéré, dit-il, un jeune homme Aveugle de

(1) Page 524.

naissance, qui avait trois frères plus jeunes que lui aveugles, et dont les cataractes étaient aussi congéniales. » Rien de plus.

Chélius (1) décrit la cataracte congéniale. Elle est, suivant lui, toujours fluide ou molle. Ailleurs (2), il dit que la perte de l'œil avant la naissance, par suite de vice de conformation, entraînant la consomption partielle ou totale de l'organe, a été souvent observée, non par lui, mais par Sprengel. La microphthalmie est fréquente également, d'après Chélius, et se présente avec des caractères variables : « On l'a observée « (ce n'est donc pas lui), ajoute-t-il, sur plusieurs enfants « d'une même famille. »

C'est ainsi que Serène (3) a communiqué l'observation d'une famille de *six* enfants dont trois sont nés sans yeux; que Frenech dit avoir connu une famille dont les trois aînés n'avaient pas d'yeux; que Walker a connu deux sœurs privées des globes oculaires, tandis que leur frère avait les organes de la vue très-bien conformés.

Schon, Bénedict, Gurlt, Rudolphi et quelques autres ophthalmologistes, assurent aussi avoir rencontré des cas d'anophthalmos, et l'on trouve dans les annales d'oculistique (T. VII, page 182 — T. XXI, page 91) deux observations intéressantes de cette anomalie qui semble, quoique très-rare, être plus commune que le monophthalmos, dans lequel l'œil unique qui s'est développé, peut lui-même être le siége d'abnormités plus ou moins marquées. Il est d'ailleurs remar-

(1) Traduction de Reuf et Deyber de Strasbourg, pages 235 et suivantes.

(2) *Idem*, page 506.

(3) *Recueil de la Société de Médecine*. Ann. 3, n° 1, p. 151.

quable que presque toujours une monstruosité congéniale se présente accompagnée de diverses autres anomalies, et que lorsqu'un organe est mal conformé ou absent, il est habituel de rencontrer, en même temps, des vices de conformation différents.

Il en est ainsi pour la monopsie et l'anopsie que nous venons de mentionner, dans notre recherche des faits discutables de cécité congéniale ; il en est de même pour la micropsie qui n'est que très-rarement libre de toute complication, dans la structure, la coloration ou la situation des parties composant l'œil, et qui, si elle n'est pas très-marquée, n'entraîne la cécité congéniale que par les arrêts de développement, tels que l'opacité leucomateuse de la cornée (sclérophthalmos) toujours totale et incurable ; ou par la désorganisation des milieux de l'œil, le synchisis congénial du corps vitré, par exemple. (Toutes ces abnormités sont très-rares.)

L'affection congéniale de l'œil dont les auteurs se sont surtout occupés, c'est la cataracte. A les entendre, elle serait assez commune ; mais, répond Mackensie (1), elle est moins fréquente qu'on ne le croit généralement, car on a souvent confondu les cas dans lesquels la maladie s'est développée, dans la première enfance, avec ceux dans lesquels la cataracte est réellement congéniale.

En somme, le nombre des cécités qu'elle cause est très-restreint. Si elle est centrale, elle reste centrale pendant toute la durée de la vie et gêne peu la vue ; si elle est totale,

(1) *Traité pratique des maladies de l'œil.* Traduction de Testelin et Walormont. T. II, p. 535.

elle gêne davantage la vue et peut même l'abolir, mais elle n'est pas incurable, et l'opération peut souvent rétablir la vision, lorsque la cataracte est simple, sans les complications que l'on a observées conjointement avec elle.

Ce n'est donc pas cette affection qui peut donner raison à l'opinion qui nous est opposée. Serait-ce l'amaurose congéniale? Citons encore Mackensie :

« Les altérations observées dans l'amaurose congéniale, « occupent la rétine, le nerf optique ou le cerveau ; parfois, « on n'a rien pu constater de particulier. Les causes de cette « affection paraissent être une trop grande accumulation de « liquide dans le cerveau, pendant les premiers temps de la « formation (1). »

La cataracte peut être accompagnée d'hyperkératosis (cornée conique), que Lawrence n'a observé que congénial et avec cécité complète ; mais que d'autres ont observé comme maladie acquise et sans cécité complète. Ce staphylome est lui-même souvent lié à une forme anormale du crâne que Van Ammon désigne sous le nom de *tête pointue*, et qui consiste en ce que le crâne est très élevé, comprimé latéralement et a l'os frontal trop aplati, tandis que les pariétaux et l'occipital proéminent plus en arrière et en haut que dans une tête normale.

Il est évident qu'ici l'amaurose n'est que secondaire, et qu'elle se rapporte à un défaut de développement du cerveau ; l'individu qui était atteint de cette infirmité était dépourvu

(1) *Traité pratique des maladies de l'œil.* Traduction de Testelin et Walormont. T. II p. 535.

d'intelligence, il était ou un hydrocéphale ou un microcéphale et toujours un idiot.

Ces cas, heureusement très-rares, ne sauraient prendre place dans le cadre des Aveugles.

L'observation clinique rigoureuse, la longue expérience des chefs de services d'accouchement, l'examen des faits non douteux dont les auteurs ont enrichi la science, les recherches anatomo-pathologiques, tout concourt à prouver que les Aveugles-nés sont excessivement peu nombreux, à tel point que si la statistique, basée sur le dénombrement de la population et sur les opérations du recrutement, était faite par des médecins ou au moins avec leur concours, ils frapperaient par leur rareté.

Les cécités que l'on qualifie de congéniales, sont presque toutes la conséquence des affections auxquelles les enfants sont sujets, au moment de la parturition, ou dans les premières semaines qui la suivent.

On comprend que, pour tout autre qu'un médecin, l'erreur soit facile ; sans compter que souvent les sages-femmes ou les gardes-malades peuvent être disposées à faire considérer comme congéniale l'affection, pour excuser un défaut de soins de leur part.

L'ophthalmie purulente des nouveau-nés, qui apparaît généralement dans le cours de la première semaine après la naissance, celle qui est causée par le contact de la matière leucorrhéique ou gonorrhéique, sur la conjonctive, celle qui est causée par l'exposition des yeux à une lumière ou à une chaleur trop vives, à des courants d'air, etc., etc., peuvent donner lieu à de semblables erreurs.

L'ophthalmie des nouveau-nés, qui est si fréquemment suivie de la perte de la vue, qui à elle seule cause plus de cécités que toutes les anomalies congéniales, pourrait en effet souvent être combattue heureusement, par de simples précautions hygiéniques et des soins de propreté.

L'ophthalmie phlyctenulaire, l'ophthalmie varioleuse, morbilleuse et scarlatineuse qui frappent les enfants, l'iritis, qui est souvent la conséquence de la syphilis congéniale sont encore des affections capables de produire des désordres graves dans les organes de la vue, et peuvent amener même la cécité.

C'est dans ces causes qu'il faut chercher la raison des 4,666 *Aveugles de naissance*, que la statistique démontre exister en France, et non dans les vices congéniaux, que l'on n'a qu'exceptionnellement l'occasion d'observer.

Les auteurs qui ont fait mention de cécités congéniales dépendant des lésions du système nerveux, ont oublié de mentionner une chose importante : c'est-à-dire, comment ils avaient pu distinguer celles qui étaient congéniales de celles qui étaient postérieures à la naissance. C'est une lacune regrettable.

Il suffit d'ailleurs, pour se convaincre de la rareté des cécités congéniales d'examiner les yeux des Aveugles admis dans les établissements spéciaux, et de faire le relevé des lésions qu'ils présentent.

On s'assure de cette façon que la cécité congéniale est en première ligne le résultat d'ophtalmies diverses; en seconde ligne, d'amauroses ; et en troisième ligne, de cataractes, d'hydrophthalmies et autres affections survenues après la naissance. Les lésions que l'on observe le plus ordinairement chez les Aveugles sont : la fonte et l'atrophie de l'œil, les opacités de la cornée, le pannus, suite d'inflammation chronique, l'occlusion de la pupille, les staphylômes, les altérations des humeurs de l'œil, l'ankiloblépharon.

Nous empruntons à M. Dumont le tableau suivant relevé sur 270 Aveugles des Quinze-Vingts.

Opacité de la cornée.	70
Atrophie et fonte de l'œil.	127
Amputation de la partie antérieure de l'œil. . .	4
Extraction de l'œil.	1
Staphylôme opaque de la cornée.	53
Occlusion incurable de la pupille, altération des milieux de l'œil, varia.	14
Hydrophthalmie.	1
Total.	270

Toutes ces lésions reconnaissent pour cause des affections oculaires survenues après la naissance, le plus souvent dans les premières années qui la suivent. Elles éloignent l'idée de la cécité congéniale. (On ne mentionne pas d'abnormités congéniales parmi les Aveugles observés.)

L'enfance est le moment où les ophthalmies sont plus fréquentes et ont le plus de gravité. C'est pendant cette période de la vie que surviennent les ophthalmies purulentes, les affections nerveuses et cérébrales qui accompagnent si souvent la première et la seconde dentition.

Les affections de la sclerotique, de la choroïde, de l'iris, de la rétine, sont des causes fréquentes de cécité chez l'adulte et surtout chez la femme de trente-cinq à cinquante-cinq ans. C'est pendant cette période de l'existence, qu'apparaît chez elles le plus grand nombre de congestions du globe oculaire et du cerveau, affections dont on trouve la cause dans les changements vitaux qui surviennent dans sa constitution.

En avançant vers l'âge mûr, les altérations pathologiques des milieux réfringents deviennent plus fréquentes, et celles de la choroïde, de la rétine et de la papille nerveuse du nerf optique, semblent se trouver, dans beaucoup de contrées, dans le même rapport.

Nous donnons dans le tableau suivant un extrait d'observations que nous avons recueillies à notre clinique et dans notre pratique particulière.

TABLEAU N° 15.

RAPPORT ENTRE L'AGE ET LA FRÉQUENCE DE LA CÉCITÉ	
De la naissance à 3 ans	151
De 3 ans à 9 ans	110
De 9 ans à 20 ans	53
De 20 ans à 35 ans	41
De 35 ans à 45 ans	61
De 45 ans à 55 ans	75
De 55 ans à »	111
TOTAL	602

Ainsi, sur 602 Aveugles, nous en trouvons 261 ou 43 pour 100 dont l'infirmité est survenue pendant les dix premières années de la vie et 151 ou 25 pour 100 chez qui elle a paru dans le cours des trois premières années ; l'ophthalmie purulente dans la majorité de ces cas, a été la cause de la cécité.

On voit également, par ce tableau, les cas de cécité diminuer dans l'âge viril, car ils ne sont alors généralement occasionnés que par des accidents fortuits et des blessures ; mais augmenter à mesure que l'homme en vieillissant, se rapproche de l'enfance, par l'affaiblissement de ses forces et la débilité croissante de ses organes.

Il résulte de tous ces faits qu'on peut admettre que, presque toujours, la cécité est due à des maladies postérieures à la naissance, maladies tantôt bornées au globe oculaire, souvent liées à des affections de l'encéphale et qui, vu l'âge tendre où elles arrivent, passent inaperçues, pour les familles comme pour les médecins.

Ces connaissances, nous l'espérons, serviront d'avertissement aux parents et aux médecins, et les porteront à essayer en temps opportun, de prévenir ou de combattre les affections diverses qui peuvent causer, dans la première enfance, directement ou indirectement la perte de la vue.

Elles pourront servir ensuite d'avertissement aux gens préposés au recensement de la population infirme.

Il convient de remédier à l'encombrement des salles d'hôpital, des crèches, des maternités, d'isoler les enfants atteints d'ophthalmies purulentes, de les placer dans des salles particulières ; de séparer les nourrices des enfants qu'elles allaitent si elles sont atteintes d'ophthalmies contagieuses.

Dans les familles, il convient d'établir l'aération, la propreté, de soustraire les malades aux habitations humides, et les placer dans des conditions hygiéniques plus favorables.

En observant ces règles, nous espérons que l'on pourra prévenir dans beaucoup de cas la cécité, diminuer le nombre des Aveugles et les charges publiques qu'entraîne cette infirmité.

Les sommes que les communes, les départements ou l'État consacreront à cette destination, recevront l'emploi le plus économique et le plus digne qu'on puisse faire des fonds publics.

TABLE DES MATIÈRES

3275 PARIS. — IMPRIMERIE RENOU ET MAULDE, RUE DE RIVOLI, 144.

OUVRAGES DU MÊME AUTEUR

La Surdi-Mutité, Traité philosophique et médical, 4 vol. (N. É.), comprenant:

1° L'Éducation; 2° la Législation; 3° l'État moral du sourd-muet; 4° l'Étiologie et le traitement de la Surdi-Mutité.

Traité des Aveugles : éducation, législation, statistique, avec 1,500 dessins et 20 planches. 1 vol., 1866.

De l'Amaurose des yeux et des oreilles.

De la Cataracte et de ses divers procédés opératoires.

Du Développement des organes des sens, de ceux de l'ouïe et du tact en particulier, br.

De la Perforation du tympan et des moyens curatifs, br.

De l'Acoumétrie, de l'emploi du diapason, de l'orgue et du monocorde.

De l'Aphêmétrie.

De la Cathétérisme de l'intestin grêle, br.

Moyens de développer l'ouïe et la parole chez le Sourd-Muet. (Rapport de l'Academie impériale de médecine.)

Possibilité de doter de la parole les Sourds-Muets incurables sous le rapport de l'ouïe.

De la Gymnastique vocale et auditive pour opérer chez le Sourd-Muet le développement de l'ouïe et de l'appareil vocal.

Enseignement de la musique et de l'accord des instruments aux Aveugles, 1865, 1 vol.

Législation des Aveugles.

Législation des Sourds-Muets, 1 vol.

Rapports à M. le Ministre de l'Intérieur sur les établissements de Sourds-Muets et d'Aveugles en Allemagne, en Angleterre et en Belgique, 1848, 1850 et 1852.

Moyens de généraliser l'éducation des Sourds-Muets dans l'école primaire, sans les séparer de la famille et des parlants, 5e édition, 1865.

Moyens de généraliser l'éducation des Aveugles dans l'école primaire sans les séparer de la famille et des voyants, 2e édition, 1858.

Documents relatifs aux moyens de généraliser l'éducation des Sourds-Muets et des Aveugles dans les écoles primaires, br., 1862

Manuel pour l'enseignement des Sourds-Muets dans les Ecoles primaires, sans les séparer de la famille et des parlants.

Manuel pour l'enseignement des Aveugles dans les écoles primaires sans les séparer de la famille et des voyants.

Statistique des Sourds-Muets (sous presse).

Rétablissement de la perception visuelle chez des Aveugles considérés comme incurables, br.

Chez MM. { HACHETTE, libraire.
ASSELIN, libraire.

53275 Paris. — Imp. Renou et Maulde, rue de Rivoli, 144.

www.ingramcontent.com/pod-product-compliance
Lightning Source LLC
LaVergne TN
LVHW020040170826
845678LV00001B/347
9782329691091